现代临床常见疾病诊疗与护理

姜鑫 等 主编

U0272517

中国纺织出版社有限公司

内 容 提 要

全书详细介绍了骨外科疾病、血管外科疾病、泌尿外科疾病的病因、临床表现、诊断、治疗等内容。本书内容全面、实用、新颖，力求为临床医务工作者提供一本资料新、内容全、专业性强，既具有临床实用价值，又能反映临床诊疗水平的参考用书。

图书在版编目（CIP）数据

现代临床常见疾病诊疗与护理 / 姜鑫等主编 . -- 北京：中国纺织出版社有限公司，2021.11

ISBN 978-7-5180-8707-5

Ⅰ.①现⋯ Ⅱ.①姜⋯ Ⅲ.①常见病－诊疗②常见病－护理 Ⅳ.① R4

中国版本图书馆 CIP 数据核字（2021）第 140081 号

责任编辑：邢雅鑫　　责任校对：高　涵　　责任印制：储志伟

中国纺织出版社有限公司出版发行

地址：北京市朝阳区百子湾东里 A407 号楼　邮政编码：100124

销售电话：010 － 67004422　传真：010 － 87155801

http://www.c-textilep.com

中国纺织出版社天猫旗舰店

官方微博 http://weibo.com/2119887771

三河市宏盛印务有限公司印刷印刷　各地新华书店经销

2021 年 11 月第 1 版第 1 次印刷

开本：787×1092　1/16　印张：6.75

字数：148 千字　定价：69.00 元

编委会

姜　鑫　齐齐哈尔医学院附属第三医院

崔　哲　齐齐哈尔医学院附属第三医院

孟庆宇　齐齐哈尔医学院附属第三医院

李　昱　齐齐哈尔医学院附属第三医院

赵明宇　齐齐哈尔医学院附属第三医院

赵　明　齐齐哈尔医学院附属第三医院

前　言

随着医学科学的不断发展，医学理论逐渐完善，疾病诊断的方法越来越多，疾病诊断的技术也越来越先进，一些与疾病诊断有关的仪器设备日新月异，这些先进的技术方法为疾病诊断提供了更多的信息和依据，对疾病的正确诊断发挥了重要作用。但必须明确指出，诊断疾病的基本手段和方法在诊断疾病过程中仍然是非常重要的，有时甚至是其他先进检查方法所不能替代的。临床医师不仅要掌握它，而且要熟练地应用它。医师应该根据患者的病情和具体情况合理恰当地选择某种或某些检查项目。为了满足广大读者的需求，进一步提高临床医师的诊治水平和综合技能，编者们结合各自多年的临床工作经验编写了《现代临床常见疾病诊疗与护理》一书。在编写此书的过程中，编者参阅了大量的国内外相关文献，以期待对相关医务工作者有所帮助。

全书共分四章。详细介绍了骨外科疾病、血管外科疾病、泌尿外科疾病及普外科护理等内容。本书吸收了现代临床医学的新进展，结合作者多年的临床工作经验，内容丰富新颖，科学实用，是基层医务工作者和医学生良好的专业参考书。

由于编者均为临床一线工作者，临床与科研工作繁忙，且水平和时间有限，要在有限的篇幅内写一部全面、准确且要反映最新进展内容的专著，实非易事，书中难免存在不足之处，敬请广大读者批评、指正。

姜鑫

2021 年 3 月

目　录

第一章　骨外科疾病

第一节　佝偻病

佝偻病和软骨病同属钙化疾患，是新形成的骨有机质不能以正常方式进行钙化引起的骨骼疾患，主要原因是维生素 D 或共源性代谢物的缺乏。同时合成钙或磷的能力下降，以及由此引起的钙、磷代谢紊乱。佝偻病主要发生在长骨骨骺闭合以前，即发生在婴幼儿童，多见于 3 岁以下幼儿，以 6 个月到 1 岁最为多见。它不仅骨骼受累，而且生长板的软骨基质也常受累，包括软骨钙化不良，软骨细胞成熟延迟，排列紊乱，骨骺生长板增厚，关节增大等。

一、病因

（一）日光照射不足

维生素 D 由皮肤经日照产生，如日照不足，尤其在冬季，需定期通过膳食补充。此外空气污染也可阻碍日光中的紫外线。人们日常所穿的衣服、住在高楼林立的地区、生活在室内、使用人工合成的太阳屏阻碍紫外线、居住在日光不足的地区等都影响皮肤生物合成足够量的维生素 D。对于婴儿及儿童来说，日光浴是使机体合成维生素 D_3 的重要途径。

（二）维生素 D 摄入不足

动物性食品是天然维生素 D 的主要来源，海水鱼如鲱鱼沙丁鱼，动物肝脏鱼肝油等都是维生素 D_2 的良好来源。从鸡蛋、牛肉、黄油和植物油中也可获得少量的维生素 D_2，而植物性食物中含维生素 D 较少。天然食物中所含的维生素 D 不能满足婴幼儿对它的需要，需多晒太阳，同时补充鱼肝油。

（三）钙含量过低或钙磷比例不当

食物中钙含量不足以及钙、磷比例不当均可影响钙、磷的吸收。人乳中钙、磷含量虽低，但比例（2∶1）适宜，容易被吸收，而牛乳钙、磷含量较高，但钙磷比例（1.2∶1）不当，钙的吸收率较低。

（四）需要量增多

早产儿因生长速度快和体内储钙不足而易患佝偻病；婴儿生长发育快对维生素 D 和钙的需要量增多，故易引起佝偻病；2 岁后因生长速度减慢且户外活动增多，佝偻病的发病率逐渐减少。

（五）疾病和药物影响

肝、肾疾病及胃肠道疾病影响维生素 D、钙、磷的吸收和利用。小儿胆汁淤积、先天性胆道狭窄或闭锁、脂肪泻、胰腺炎、难治性腹泻等疾病均可影响维生素 D、钙、磷的吸收而患佝偻病。长期使用苯妥英钠、苯巴比妥钠等药物，可加速维生素 D 的分解和代谢而引起佝偻病。

二、临床表现

维生素 D 缺乏性佝偻病临床主要为骨骼的改变、肌肉松弛以及非特异性的精神神经症状。

重症佝偻病患者可影响消化系统、呼吸系统、循环系统及免疫系统，同时对小儿的智力发育也有影响。在临床上分为初期、激期、恢复期和后遗症期。初期、激期和恢复期，统称为活动期。

三、鉴别诊断

首先要区分维生素 D 缺乏性佝偻病、肠性佝偻病、后天肾性佝偻病、胎儿性佝偻病及抗维生素 D 佝偻病。其次要与软骨发育不全，干骺端发育不良鉴别。另外还要和坏血病鉴别。

四、治疗

预防和治疗均需补充维生素 D 并辅以钙剂，防止骨骼畸形和复发。

（一）一般治疗

坚持母乳喂养，及时添加含维生素 D 较多的食品（肝、蛋黄等），多到户外活动，增加日光直接照射的机会。激期阶段勿使患儿久坐、久站，防止骨骼畸形。

（二）补充维生素 D

初期每天口服维生素 D，持续 1 个月后，改为预防量。激期口服，连服 1 个月后改为预防量。若不能坚持口服或患有腹泻病者，可肌内注射维生素 D，大剂量突击疗法，1 个月后改预防量口服。肌内注射前先口服钙剂 4 ～ 5 天，以免发生医源性低钙惊厥。

（三）补充钙剂

维生素 D 治疗期间应同时服用钙剂。

（四）矫形疗法

采取主动和被动运动，矫正骨骼畸形。轻度骨骼畸形在治疗后或在生长过程中自行矫正，应加强体格锻炼，可作些主动或被动运动的方法矫正，例如俯卧撑或扩胸动作使胸部扩张，纠正轻度鸡胸及肋外翻。严重骨骼畸形者外科手术矫正，4 岁后可考虑手术矫形。

五、预后转归

佝偻病患儿的骨质脆弱柔软。会因体重的压力或肌肉的牵扯而致弯曲畸形。最早畸形发生在骨端，以后因随骨骺继续生长，畸形至骨干部、头颅、胸廓和骨盆均可发生畸形。

第二节　骨质疏松症

骨质疏松症是多种原因引起的一组骨病，骨组织有正常的钙化，钙盐与基质呈正常比例，以单位体积内骨组织量减少为特点的代谢性骨病变。在多数骨质疏松中，骨组织的减少主要由于骨质吸收增多所致。以骨骼疼痛、易于骨折为特征。

一、病因和危险因素

正常成熟骨的代谢主要以骨重建（bone remodeling）的形式进行。进入更年期后，男性的骨密度（BMD）下降速率一般慢于女性，因为后者除增龄外，还有雌激素缺乏因素的参与。凡使骨吸收增加和（或）骨形成减少的因素都会导致骨丢失和骨质量下降，脆性增加，直至发生骨折。

（一）骨吸收因素

1.性激素缺乏

雌激素缺乏使破骨细胞功能增强，骨丢失加速，这是 PMOP 的主要病因；而雄激素缺乏在老年性 OP 的发病中起了重要作用。

2.活性维生素 D 缺乏和 PTH 增高

由于高龄和肾功能减退等原因致肠钙吸收和 1，25（OH）$_2$D$_3$生成减少，PTH 呈代偿性分泌增多，导致骨转换率加速和骨丢失。

3.细胞因子表达紊乱

骨组织的 IL-1、IL-6 和 TNF 增高，而护骨素（OPG）减少，导致破骨细胞活性增强和骨吸收。

（二）骨形成因素

1.峰值骨量降低

青春发育期是人体骨量增加最快的时期，约在 30 岁左右达到峰值骨量（PBM）。PBM 主要由遗传因素决定，并与种族、骨折家族史、瘦高身材等临床表象，以及发育、营养和生活方式等相关联。性成熟障碍致 PBM 降低，成年后发生 OP 的可能性增加，发病年龄提前。PBM 后，OP 的发生主要取决于骨丢失的量和速度。

2.骨重建功能衰退

可能是老年性 OP 的重要发病原因。成骨细胞的功能与活性缺陷导致骨形成不足和骨丢失。

（三）骨质量下降

骨质量主要与遗传因素有关，包括骨的几何形态、矿化程度、微损伤累积、骨矿物质与骨基质的理化与生物学特性等。骨质量下降导致骨脆性和骨折风险增高。

（四）不良的生活方式和生活环境

OP 和 OP 性骨折的危险因素很多，如高龄、吸烟、制动、体力活动过少、酗酒、跌倒、长期卧床、长期服用糖皮质激素、光照减少、钙和维生素 D 摄入不足等。蛋白质摄入不足、营养不良和肌肉功能减退是老年性 OP 的重要原因。危险因素越多，发生 OP 和 OP 性骨折的概率越大。

二、临床表现

（一）骨痛和肌无力

轻者无症状，仅在 X 线摄片或 BMD 测量时被发现。较重患者常诉腰背疼痛、乏力或全身骨痛。骨痛通常为弥漫性，无固定部位，检查不能发现压痛区（点）。乏力常于劳累或活动后加重，负重能力下降或不能负重。四肢骨折或髋部骨折时肢体活动明显受限，局部疼痛加重，有畸形或骨折阳性体征。

（二）骨折

常因轻微活动、创伤、弯腰、负重、挤压或摔倒后发生骨折。多发部位为脊柱、髋部和前臂，其他部位也可发生，如肋骨、盆骨、肱骨，甚至锁骨和胸骨等。脊柱压缩性骨折多见于 PMOP 患者，可单发或多发，有或无诱因，其突出表现为身材缩短；有时出现突发性腰痛，卧床而取被动体位。髋部骨折多在股骨颈部（股骨颈骨折），以老年性 OP 患者多见，通常于摔倒或挤压后发生。第一次骨折后，患者发生再次或反复骨折的概率明显增加。

（三）并发症

驼背和胸廓畸形者常伴胸闷、气短、呼吸困难，甚至发绀等表现。肺活量、肺最大换气量和心排血量下降，极易并发上呼吸道和肺部感染。髋部骨折者常因感染、心血管病或慢性衰竭而死亡；幸存者生活自理能力下降或丧失，长期卧床加重骨丢失，使骨折极难愈合。

三、诊断与鉴别诊断

（一）诊断

1. 诊断线索

（1）绝经后或双侧卵巢切除后女性。

（2）不明原因的慢性腰背疼痛。

（3）身材变矮或脊椎畸形。

（4）脆性骨折史或脆性骨折家族史。

（5）存在多种 OP 危险因素，如高龄、吸烟、制动、低体重、长期卧床、服用糖皮质激素等。

2. 诊断标准

详细的病史和体检是临床诊断的基本依据，但确诊有赖于 X 线照片检查或 BMD 测定，并确定是低骨量［低于同性别 PBM 的 1 个标准差（SD）以上但小于 2.5 个 SD］、OP（低于 PBM 的 2.5 个 SD 以上）或严重 OP（OP 伴一处或多处骨折）。OP 性骨折的诊断主要根据年龄、外伤骨折史、临床表现以及影像学检查确立。正、侧位 X 线片（必要时可加特殊位置片）确定骨折的部位、类型、移位方向和程度；CT 和 MRI 对椎体骨折和微细骨折有较大诊断价值；CT 三维成像能清晰显示关节内或关节周围骨折；MRI 对鉴别新鲜和陈旧性椎体骨折有较大意义。

（二）鉴别诊断

1. 老年性 OP 与 PMOP 的鉴别

在排除继发性 OP 后，老年女性患者要考虑 PMOP、老年性 OP 或两者合并存在等可能，可根据既往病史、BMD 和骨代谢生化指标测定结果予以鉴别。

2. 内分泌性

OP 根据需要，选择必要的生化或特殊检查逐一排除。甲旁亢者的骨骼改变主要为纤维囊性骨炎，早期可仅表现为低骨量或 OP。测定血 PTH、血钙和血磷一般可予鉴别，如仍有困难可行特殊影像学检查或动态试验。其他内分泌疾病均因本身的原发病表现较明显，鉴别不难。

3. 血液系统疾病

血液系统肿瘤的骨损害有时可酷似原发性 OP 或甲旁亢，此时有赖于血 PTH、PTH 相关蛋白（PTHrP）和肿瘤特异标志物测定等进行鉴别。

4. 原发性或转移性骨肿瘤

转移性骨肿瘤（如肺癌、前列腺癌、胃肠癌等）或原发性骨肿瘤（如多发性骨髓瘤、骨肉瘤和软骨肉瘤等）的早期表现可酷似 OP。当临床高度怀疑为骨肿瘤时，可借助骨扫描或 MRI 明确诊断。

5. 结缔组织疾病

成骨不全的骨损害特征是骨脆性增加，多数是由于Ⅰ型胶原基因突变所致。临床表现依缺陷的类型和程度而异，轻者可仅表现为 OP 而无明显骨折，必要时可借助特殊影像学检查或Ⅰ型胶原基因突变分析予以鉴别。

四、治疗

按我国的 OP 诊疗指南确定治疗病例。强调综合治疗，早期治疗和个体化治疗；治疗方案和疗程应根据疗效、费用和不良反应等因素确定。合适的治疗可减轻症状，改善预后，降低骨折发生率。

（一）一般治疗

1. 改善营养状况

补给足够的蛋白质有助于 OP 和 OP 性骨折的治疗，但伴有肾衰竭者要选用优质蛋白饮食，并适当限制其摄入量。多进富含异黄酮类食物对保存骨量也有一定作用。

2. 补充钙剂和维生素 D

不论何种 OP 均应补充适量钙剂，使每日元素钙的总摄入量达 800 ～ 1 200 mg。除增加饮食钙含量外，尚可补充碳酸钙、葡萄糖酸钙、枸橼酸钙等制剂。同时补充维生素 D 400 ～ 600 IU/ 天。非活性维生素 D 主要用于 OP 的预防，而活性维生素 D 可促进肠钙吸收，增加肾小管对钙的重吸收，抑制 PTH 分泌，故可用于各种 OP 的治疗。骨化三醇 [1, 25（OH）$_2$D$_3$，钙三醇] 或阿法骨化醇的常用量为 0.25 μg/ 天，应用期间要定期监测血钙、磷变化，防止发生高钙血症和高磷血症。

3. 加强运动

多从事户外活动，加强负重锻炼，增强应变能力，减少骨折意外的发生。运动的类型、方式和量应根据患者的具体情况而定。需氧运动和负重锻炼的重点应放在提高耐受力和平衡能力上，降低摔倒和骨折风险。避免肢体制动，增强抵抗力，加强个人护理。

4. 纠正不良生活习惯和行为偏差

提倡低钠、高钾、高钙和高非饱和脂肪酸饮食，戒烟忌酒。

5. 避免使用致 OP 药物

如抗癫痫药、苯妥英、苯巴比妥、卡巴马嗪、扑米酮、丙戊酸、拉莫三嗪、氯硝西泮、加巴喷丁和乙琥胺等。

6. 对症治疗

有疼痛者可给予适量非甾体抗炎药，如阿司匹林，每次 0.3 ～ 0.6 g，每日不超过 3 次；或吲哚美辛（消炎痛）片，每次 25 mg，每日 3 次；或桂美辛（吲哚拉新）每次 150 mg，每日 3 次；或塞来昔布，每次 100 ～ 200 mg，每日 1 次。发生骨折或遇顽固性疼痛时，可应用降钙素制剂。骨畸形者应局部固定或采用其他矫形措施防止畸形加剧。骨折者应给予牵引、固定、复位或手术治疗，同时应辅以物理康复治疗，尽早恢复运动功能。必要时由医护人员给予被动运动，避免因制动或废用而加重病情。

（二）特殊治疗

1. 性激素补充治疗

（1）雌激素补充治疗。

1）治疗原则：雌激素补充治疗主要用于 PMOP 的预防，有时也可作为治疗方案之一。雌激素补充治疗的原则是：①确认患者有雌激素缺乏的证据；②优先选用天然雌激素制剂（尤其是长期用药时）；③青春期及育龄期妇女的雌激素用量应使血雌二醇的目标浓度达到中、晚卵泡期水平（150～300 pg/mL 或 410～820 pmol/L），绝经后 5 年内的生理性补充治疗目标浓度为早卵泡期水平（40～60 pg/mL）；④65 岁以上的绝经后妇女使用时应选择更低的剂量。

2）禁忌证：①子宫内膜癌和乳腺癌；②子宫肌瘤或子宫内膜异位；③不明原因阴道出血；④活动性肝炎或其他肝病伴肝功能明显异常；⑤系统性红斑狼疮；⑥活动性血栓栓塞性病变；⑦其他情况，如黑色素瘤、阴道流血、血栓栓塞史、冠心病、耳硬化症、血卟啉症和瓣状细胞性贫血等。伴有严重高血压、糖尿病、胆囊疾病、偏头痛、癫痫、哮喘、泌乳素瘤、母系乳腺癌家族史和乳腺增生者慎用雌激素制剂。

3）常用制剂和用量：①微粒化 17-β-雌二醇或戊酸雌二醇 1～2 mg/d；②炔雌醇 10～20 μg/d；③替勃龙（tibolone）1.25～2.5 mg/d；④尼尔雌醇 1～2 mg/w；⑤雌二醇皮贴剂 0.05～0.1 mg/d。雌、孕激素合剂或雌、孕、雄激素合剂的用量小；皮肤贴剂可避免药物首经肝及胃肠道；鼻喷雌激素制剂（aerodiol）具有药物用量低、疗效确切等优点。

4）注意事项：①雌激素补充治疗的疗程一般不超过 5 年，治疗期间要定期进行妇科和乳腺检查；如子宫内膜厚度大于 5 mm，必须加用适当剂量和疗程的孕激素；反复阴道出血者宜减少用量或停药；②一般口服给药，伴有胃肠、肝胆、胰腺疾病者，以及轻度高血压、糖尿病、血甘油三酯升高者应选用经皮给药；以泌尿生殖道萎缩症状为主者宜选用经阴道给药；③青春期和育龄期妇女的雌、孕激素的配伍可选用周期序贯方案，绝经后妇女可选用周期或连续序贯方案、周期或连续联合方案。

（2）雄激素补充治疗：用于男性 OP 的治疗。天然的雄激素主要有睾酮、雄烯二酮及二氢睾酮，但一般宜选用雄酮类似物苯丙酸诺龙（19-去甲-17-苯丙酸睾酮，）或司坦唑醇（吡唑甲睾酮，stanozolol）。雄激素对肝有损害，并常导致水、钠潴留和前列腺增生，因此长期治疗宜选用经皮制剂。

2. 选择性雌激素受体调节剂（SERM）和选择性雄激素受体调节剂（SARM）

SERM 主要适应于 PMOP 的治疗，可增加 BMD，降低骨折发生率，但偶可导致血栓栓塞性病变。SARM 具有较强的促合成代谢作用，有望成为治疗老年男性 OP 的较理想药物。

3. 二磷酸盐

二磷酸盐抑制破骨细胞生成和骨吸收，主要用于骨吸收明显增强的代谢性骨病（如变形性骨炎、多发性骨髓瘤、甲旁亢等），也可用于高转换型原发性和继发性 OP、高钙血症危象和骨肿瘤的治疗，对类固醇性 OP 也有良效；但老年性 OP 不宜长期使用该类药物，必要时应与 PTH 等促进骨形成类药物合用。

常用的二磷酸盐类药物有三种：①依替膦酸二钠（etidronate，1-羟基乙膦酸钠）：400 mg/天，于清晨空腹时口服，服药 1 小时后方可进餐或饮用含钙饮料，一般连服 2～3

周。通常需隔月 1 个疗程；②帕米膦酸钠（pamidronate，3- 氨基 -1- 羟基乙膦酸钠）：用注射用水稀释成 3 mg/mL 浓度后加入生理盐水中，缓慢静脉滴注（不短于 6 小时），每次 15 ～ 60 mg，每月注射 1 次，可连用 3 次，此后每 3 个月注射 1 次或改为口服制剂。本药的用量要根据血钙和病情而定，两次给药的间隔时间不得少于 1 周；③阿仑膦酸钠（alendronate，4- 氨基 -1- 羟丁基乙膦酸钠）：常用量为 10 mg/ 天，服药期间无须间歇；或每周口服 1 次，每次 70 mg。其他新型二磷酸盐制剂：唑来膦酸二钠、氯屈膦酸二钠、因卡膦酸二钠等，可酌情选用。

用药期间需补充钙剂，偶可发生浅表性消化性溃疡；静脉注射可导致二磷酸盐钙螯合物沉积，有血栓栓塞性疾病、肾功能不全者禁用。治疗期间追踪疗效，并监测血钙、磷和骨吸收生化标志物。

4. 降钙素

降钙素为骨吸收的抑制剂，主要适用于：①高转换型 OP；② OP 伴或不伴骨折；③变形性骨炎；④急性高钙血症或高钙血症危象。主要制剂：①鲑鱼降钙素为人工合成鲑鱼降钙素，每日 50 ～ 100 U，皮下或肌内注射；有效后减为每周 2 ～ 3 次，每次 50 ～ 100 U；②鳗鱼降钙素为半人工合成的鳗鱼降钙素，每周肌注 2 次，每次 20 U，或根据病情酌情增减；③降钙素鼻喷剂，100 U/ 天，其疗效与注射剂相同。

孕妇和过敏反应者禁用。应用降钙素制剂前需补充数日钙剂和维生素 D。

5. 甲状旁腺素（PTH）

小剂量 PTH 可促进骨形成，增加骨量。对老年性 OP、PMOP、雌激素缺乏的年轻妇女和糖皮质激素所致的 OP 均有治疗作用。PTH 可单用（400 ～ 800 U/ 天），疗程 6 ～ 24 个月，或与雌激素、降钙素、二磷酸盐或活性维生素 D 联合应用。

6. 其他药物

包括小剂量氟化钠、GH 和 IGF-1 等。

（三）OP 性骨折的治疗

治疗原则包括复位、固定、功能锻炼和抗 OP 治疗。

第三节 风湿性关节炎

风湿性关节炎属变态反应性疾病，是风湿热的主要表现之一。多以急性发热及关节疼痛起病，典型表现是轻度或中度发热，游走性多关节炎，受累关节多为膝、踝、肩、肘、腕等大关节，常见由一个关节转移至另一个关节，病变局部呈现红、肿、灼热、剧痛，部分患者也有几个关节同时发病，不典型的患者仅有关节疼痛而无其他炎症表现，急性炎症一般于 2 ～ 4 周消退，不留后遗症，但常反复发作。若风湿活动影响心脏，则可发生心肌炎，甚至遗留心脏瓣膜病变。约 80% 患者的发病年龄在 20 ～ 45 岁，以青壮年为多，女性多于男性。

一、病因

风湿性关节炎的病因尚未完全明了。根据症状、流行病学及免疫学的统计分析，认为与人体溶血性链球菌感染密切相关，目前注意到病毒感染与本病也有一定关系。

二、临床特点

（一）症状

1. 风湿性关节炎的局部典型症状

关节疼痛，多由一个关节转移至另一个关节，常对称发病。

2. 风湿病的全身多种症状

如风湿病处于急性期或慢性活动阶段，则可同时出现其他多种急性风湿病的临床表现，如上呼吸道感染史、发热、心肌炎、皮肤渗出型或增殖型病变、舞蹈病、胸膜炎、腹膜炎、脉管炎、肾炎等；如风湿病处于慢性阶段，则可见到各种风湿性心瓣膜病的改变。

（二）体征

表现为游走性关节炎，多由一个关节转移至另一个关节，常对称累及膝、踝、肩、腕、肘、髋等大关节，局部呈红、肿、热、痛的炎症表现，但永不化脓，部分患者数个关节同时发病，亦可波及手足小关节或脊柱关节等。

急性游走性大关节炎，常伴有风湿热的其他表现如心肌炎、环形红斑、皮下结节等，血清中抗链球菌溶血素"O"凝集效价明显升高，咽拭子培养阳性和血白细胞增多等。

三、诊断

（一）诊断

1. 病史

发病前 1 ~ 4 周可有溶血性链球菌感染史。

2. 临床症状

受累关节以大关节为主，开始侵及下肢关节者占 85%，膝和踝关节最为常见。其次为肩、肘和腕、手和足的小关节少见。关节病变呈多发性和游走性，关节局部炎症明显，表现有红、肿、热、痛、压痛及活动受限，持续时间不长，常在数日内自行消退。

3. 实验室检查

白细胞计数轻度或中度增高，中性粒细胞稍增高，常有轻度贫血。尿中有少量蛋白、红细胞和白细胞。血清中抗链球菌溶血素"O"多在 500 单位以上。血沉多增快。

4. X 线表现

风湿病伴关节受累时，不一定都有阳性 X 线征象。有的患者，其关节 X 线全无异常表现，有的患者则受累关节显示骨质疏松。有时风湿性心脏病患者的手部 X 线与类风湿关节炎的变化很相似，易出现掌骨头桡侧骨侵蚀面形成钩状畸形。

本病的诊断目前仍采用 1965 年修订的 Jones 标准，即以心肌炎、多发性关节炎、舞蹈病、环形红斑及皮下结节为主要诊断依据，以既往风湿热史或现在有风湿性心脏病、关节痛、发热、血沉增快、C- 反应蛋白阳性或白细胞计数增多及心电图 P-R 间期延长作为次要依据。凡临床上有以上 2 项主要表现或 1 项主要表现加 2 项次要表现，并近期有乙型链球菌感染和其他证据等而做出诊断，如果抗"O"增高或拭子培养阳性者可以明确诊断。

（二）鉴别诊断

1. 脓毒血症引起的迁徙性关节炎

常有原发感染的征候，血液及骨髓培养呈阳性且关节内渗出液有化脓趋势并可找到病原菌。

2. 结核性关节炎

多为单个关节受累，好发于经常活动手摩擦或负重的关节。

3. 结核感染过敏性关节炎

体内非关节部位有确切的结核感染灶，无骨质破坏。

4. 淋巴瘤和肉芽肿

少数患者可出现急性多关节炎症状。

5. 莱姆关节炎

此病是由蜱传播的一种流行病。

6. 痛风

痛风的发病率有明显增多趋势，痛风早期易与类风湿关节炎与风湿性关节炎相混淆。

7. 类风湿性关节炎

类风湿性关节炎，为多发性对称性指掌等小关节炎和脊柱炎，晚期往往造成关节的畸形。可见类风湿结节和心、肺、肾、周围神经及眼的病变，类风湿因子阳性。

四、治疗

1. 药物治疗

治疗原则是早期诊断和尽早合理、联合用药。常用的抗风湿病药物如下：

（1）非甾体抗炎药：可抑制前列腺素的合成而迅速产生抗炎止痛作用，对解除疼痛有较好效果，但不能改变疾病的病程。临床上常用的有盐酸氨基葡萄糖颗粒、布洛芬、青霉胺、双氯酚酸、阿司匹林、吲哚美辛等。

（2）慢作用抗风湿药：多用于类风湿关节炎及血清阴性脊柱关节病。对病情有一定控制作用但起效较慢。常用的有金合剂（肌内注射或口服）、青霉胺、柳氮磺胺吡啶、氯喹等。

（3）细胞毒药物：通过不同途径产生免疫抑制作用。常用的有环磷酰胺、甲氨蝶呤、金独春等。它们往往是系统性红斑狼疮、类风湿关节炎和血管炎的二线药物，不良反应虽较多且较严重，但对改善这些疾病的愈后有很大的作用。

（4）肾上腺皮质激素：是抗炎、抗过敏药物，明显地改善了系统性红斑狼疮等结缔组织病的愈后，但不能根治这些疾病。其众多的不良反应随剂量加大及疗程延长而增加，故在应用时要衡量它的疗效和不良反应而慎重选用。

2. 外科疗法

包括不同的矫形手术、人工关节的置换、滑膜切除等。手术不能治愈疾病只能改善关节功能和生活的能力。

3. 骨髓移植

治疗风湿性关节炎确实有显著的疗效。通过恢复免疫系统功能来促使患者痊愈的自身骨髓移植法，治疗儿童风湿性关节炎取得了较好的疗效。骨髓移植的具体步骤是：先抽出患者身上的骨髓，用药物和放射等手段对骨髓进行处理，除去其中的 T 细胞，再把处理过的骨髓注射回患者体内，并使用特殊药物促使患者骨髓生长，使患者免疫系统功能恢复正常。可以使患者在几年内不再发病，对于处于骨架和关节生长期的儿童非常重要。

4. 其他治疗

包括物理、康复、职业训练、心理等治疗，是本类疾病综合治疗的不可少的部分。

第四节　强直性脊柱炎

强直性脊柱炎（ankylosing spondylitis）是脊椎的慢性进行性炎症，其特点是病变常从骶髂关节开始逐渐向上蔓延至脊柱，导致纤维性或骨性强直和畸形。本病属血清阴性反应的结缔组织疾病，以此与类风湿关节炎相鉴别。病因尚不清，但组织相容抗原 HLA-B27 与本病相关，强直性脊柱炎患病 HLA-B27 的阳性率可高达 88%～96%。

一、病因

强直性脊柱炎的真正病因未明，基因遗传与环境因素及某些微生物感染等是导致发病的重要因素。

1. 基因遗传和环境因素

国内外流行病学表明，本病有明显的家族聚集现象和遗传倾向。有数个患者发生在一个家庭，也有兄弟二人或父子二人同患本病的。家族遗传阳性率可达 23.7%。在发病的患者中有90%～95%HLA-B27 阳性。而 HLA-B27 阳性的强直性脊柱炎患者的阳性亲属中发病危险度高达 25%～50%。所以，人白细胞抗原 HLA-B27 与强直性脊柱炎的发病密切相关。但是由于仍有一部分强直性脊柱炎患者 HLA-B27 阴性，因此 HLA-B27 并非强直性脊柱炎直接致病基因和必须具备的发病因素，也不是必定可以诱发本病的因素，而只能认为它决定本病的易感性。强直性脊柱炎在不同区域和不同种族人群中的发病率，也有一定的差异，这可能是环境因素对发病的影响。

2. 感染因素

据有关文献介绍泌尿系和肠道感染后引起的赖特综合征、福氏志贺杆菌感染引起的反应性关节炎以及肠道肺炎克雷伯杆菌感染与强直性脊柱炎相关等。这些同为血清阴性脊柱关节病的发病，都与某些微生物感染有关。1953 年诺曼纳斯曾报道 114 例男性强直性脊柱炎中有生殖泌尿系感染史的就有 102 例。国内研究发现肺炎克雷白杆菌表面固氮酶第 188～193 位的 6 个氨基酸多肽结构与 HLA-B27 超变区第 72～77 位 6 个氨基酸多肽结构相同，提示微生物表达的抗原与 HLA-B27 抗原相似。微生物抗原被视为异物引起剧烈免疫反应，但同时与自身组织交叉反应引起发病（称为"分子模拟机制"）。上述资料表明，某些微生物感染是强直性脊柱炎发病的一个重要因素，但尚不能肯定它是本病发病的直接病因。

强直性脊柱炎的病理变化，主要是炎症累及肌腱、韧带、关节囊附着于骨的部位。称为附着点炎或肌腱端炎。可见于软骨关节或双合关节，尤其是活动较差的关节。①以附着点为中心的慢性炎症，初期以浆细胞、淋巴细胞为主，伴少数多核白细胞。炎症过程，引起附着点的侵蚀，附近骨髓炎症、水肿，乃至造血细胞消失；进而肉芽组织形成，最后受累部位钙化、新骨形成。在此基础上，又发生新的附着点炎症、修复。如此反复，使整个韧带完全骨化，形成骨桥或骨板。②炎症累及滑膜引起滑膜炎者，也不少见，典型表现为滑膜细胞肥大和滑膜增厚，绒毛形成，浆细胞和淋巴细胞浸润。滑膜炎的这些病理变化，虽然与类风湿关节炎相似，但是不如类风湿关节炎明显，而且极少破坏性。与类风湿关节炎不同之处，还有在其附近骨质中也可发生与滑膜病变无联系的慢性炎症病灶。强直性脊柱炎病变主要侵犯中轴关节，大多数为上升性扩展，即起始于骶髂关节，逐渐向上侵犯腰椎、胸椎，最后颈椎。也有少数患者病变从胸椎开始，逐渐侵犯腰椎和骶髂关节，称为下行性扩展，常见于女性。周围关节如肩、髋、肋椎、胸骨柄体等关节和耻骨联合也常被累及，约有1/4患者可同时患膝、踝等关节炎症。椎间盘、关节突关节、大转子、坐骨结节、跟骨、髂骨嵴等处，也常受侵犯。

本病的关节外病理变化，比较多见的是虹膜睫状体炎、主动脉炎、心传导系统异常。淀粉样变性、马尾综合征等属于继发病变。肺纤维化和前列腺炎等与本病关系尚不能肯定。

二、临床表现

本病发病特点是隐匿发病，也有患者可能有家族史，或受寒湿、劳累史。本病是以骶髂关节炎、脊柱关节炎为主要病变特征，早期症状常为下腰痛、骶髂关节痛，后期炎性疼痛减轻或消失，脊柱大部强直。本病全身症状轻微，但除关节病变外，有的还可影响多系统，伴发各种疾病，且多在本病发病后出现。

1. 关节病变

（1）首发症状。

1）下腰痛：隐渐起病的慢性下腰痛，为难以定位的钝痛，常感觉在臀部或骶髂关节深部区，开始可为单侧或间断性，数月内逐步变为持续性。有时可放射至髂嵴或大腿后侧，可因咳嗽、喷嚏或其他牵扯腰背动作而疼痛加重。双侧受累者，可伴有下腰区持续性僵硬和疼痛。

2）髋或膝、踝、肩关节炎：约43%患者以这些外周关节肿痛为首发症。其中髋关节炎可高达66%，膝、踝、肩关节受累也常见。

（2）晨僵：患者早起觉腰部僵硬，活动可缓解，卧床休息后又僵硬如故。病情严重时腰背和受累的外周关节持续僵硬，活动或热敷、热水浴后，能暂缓解。晨僵也常为早期伴发症状。

（3）附着点炎：在关节外或近关节的肌腱附着点骨压痛明显。通常发生的部位是脊肋关节、棘突、肩胛、髂骨翼、大转子、坐骨结节、胫骨粗隆或足跟等。有脊肋关节或横突关节及胸骨柄体、胸肋关节的腱端炎可引起胸痛，并在打喷嚏时加重，有的患者诉吸气时不能扩胸。

（4）骶髂关节炎：除具有下腰、骨盆及髋部疼痛、活动受限外，有关骶髂关节各项检查如"4"字试验、骨盆分离试验、骨盆挤压试验、骶骨下压试验等均阳性。

（5）脊柱强直畸形：本病晚期由于椎旁韧带骨化，小关节腐蚀、狭窄，增生骨化，整个脊柱融合强直，前屈后伸功能丧失，又因绝大多数患者在病程中为了减轻疼痛，喜欢采取脊柱前屈的姿势，日久天长，使整个脊柱强直在后凸驼背畸形位置。屈伸转侧极度受限。如颈椎也同时强直则头颈不能转动和俯仰；如脊柱、双髋、双膝同时在畸形位强直，则患者多卧床难起或爬行；如双侧髋膝关节在伸直位强直，则患者尚可直立、缓慢行走，但极易跌跤，发生严重外伤性疾病。所幸脊柱强直同时合并多个大关节强直的病例，为数不多，80%左右的患者都能生活自理和胜任一般工作。病变只限于部分脊柱和骶髂关节。只有约5%的患者患病一开始就比较重，数年之后，因广泛关节强直而残废。

2. 关节外病变

（1）急性虹膜睫状体炎或虹膜炎为25%～30%的患者在病程中出现急性虹膜睫状体炎或虹膜炎。典型表现为单例急性发病，眼痛、畏光、流泪、视物模糊、角膜充血、虹膜水肿等。

（2）心脏受累：比较少见。病期长或合并周围关节受侵犯及全身症状重的男性患者，偶有发生。主要表现是主动脉闭锁不全及房室传导阻滞或束支传导阻滞、扩张性心肌病等。

（3）肺实质性病变：是晚期少见的关节外病变。临床无明显症状，多数在合并机遇性感染做肺部检查时发现。

3. X线表现

（1）骶髂关节炎：骶髂关节的X线表现，对强直性脊柱炎具有极重要的诊断意义，骶髂关节炎是本病的特征性标志，正常的骶髂关节几乎可以排除本病的诊断。本病的骶髂关节炎典型X线表现为早期关节边缘模糊，并稍致密，关节间隙加宽；中期关节间隙狭窄，关节边缘骨质腐蚀与增生交错呈锯齿状，髂骨侧致密常增宽，最宽可达3 cm；晚期关节间隙和骨致密带消失，骨小梁通过呈骨性强直。

拍摄骨盆X线片，除可了解骶髂关节变化外，还可观察髋关节、坐骨和耻骨联合的变化。

（2）脊柱的改变。

1）形成个别骨桥和"竹节"样脊柱：多见于病变晚期，这是强直性脊柱炎的特征。是纤维环骨化的结果。这种改变常最先发生在胸腰段。骨化程度并不一致，左右侧也不相等。有脊柱侧弯的则凹侧出现最早，最后整个脊柱纤维环都可能骨化。有学者估计形成个别骨桥者，病程至少6年，形成"竹节"样脊柱至少在10年左右。

2）方椎畸形：椎体前缘正常弧形凹消失，变为平直，在侧位X线片上呈方形。甚至椎体前缘饱满稍隆凸。这是由于椎体前上、下缘骨质腐蚀、消失，加上前纵韧带后方骨质新生的结果。

3）普遍骨质疏松：见于晚期患者，预后较差。

4）关节骨突间关节腐蚀、狭窄、骨性强直。

5）椎旁韧带骨化：棘上韧带、棘间韧带、黄韧带、前纵韧带相继骨化。以黄韧带、棘间韧带最常见，出现在纤维环骨化之后。

6）脊柱畸形：平腰、圆背、颈椎生理前凸减小等脊柱生理弧度改变，后期在胸腰段（$T_9 \sim L_3$）或上胸段出现后凸驼背畸形。

7）椎体和椎弓疲劳骨折：椎体骨折，早期在正侧X线片上可见有类似脊柱结核样破坏，但无寒性脓肿阴影。日后破坏椎体有不规则骨痂出现；椎弓骨折，需在前屈及后伸或45°斜位拍摄X线片，才可显示出来。骨折的产生，主要是因脊柱强直后弹性消失，行走、活动时椎体反复经受较大的应力所致。

（3）髋关节改变：多数为双髋受累，X线片表现早期可见骨质疏松、关节囊膨隆、髋臼囊变、闭孔缩小；中期关节部骨质破坏，有时呈穿凿状，间隙狭窄，髋臼外缘骨赘增生，骨盆变形；晚期关节间隙消失呈骨性强直。

（4）膝关节改变：双侧关节受累，早期可见软组织肿胀、骨质疏松，中期关节间隙狭窄，晚期关节呈骨性强直（多在屈曲位）。

（5）锁骨及胸骨柄体关节改变：锁骨喙突端骨质破损明显，严重者呈笔尖状，常伴有喙锁关节增宽；胸骨柄体间关节的病理改变与骶髂关节炎颇相似，部分患者可见关节边缘糜烂或关节强直。

（6）耻骨、坐骨结节、跟骨结节等的改变：这些都是肌腱的骨附着点，由于长时期的慢性炎症，骨缘被侵蚀，故在X线片上显示，骨的边缘不光滑或呈绒毛状、骨赘增生、骨质致密等改变。

4. CT检查

多数40岁以下患者骶髂关节炎的CT表现为骶骨软骨下骨硬化，单侧或双侧关节间隙＜2 mm，软骨下骨侵蚀及关节部分或完全强直。

5. CT介入检查

利用此项技术，将探针直接深入骶髂关节采取活检标本，送病理学检查，可获早期诊断。

6. 实验室检查

（1）血沉：活动期80%患者血沉增快。有20%患者和静止期或晚期患者血沉正常。因此，血沉不快，决不能排除本病的存在。

（2）HLA-B27：约90%以上患者阳性。据刘湘源等HLA-B27阴性与阳性强直性脊柱炎的对比研究，两者的差异是前者女性多见，平均年龄偏晚，较少出现全身症状及外周关节炎和严重的髋关节病变，但合并类风湿关节炎明显多于后者。认为：① HLA-B27（-）AS患者病情相对较轻，预后较好；② HLA-B27（-）与HLA-B27（+）AS的发病机制可能不尽相同。

（3）血清碱性磷酸酶、肌酸磷酸激酶：约50%强直性脊柱炎患者升高，多见于合并周围关节病变者。

（4）C-反应蛋白：活动期增高。

（5）严重患者可有贫血，偶见白细胞和血浆 α 及 γ 球蛋白增多，白蛋白降低。

（6）类风湿因子和抗核抗体、狼疮细胞均阴性。

上述实验室检查指标，对AS诊断均无特异性，只有参考价值。

三、诊断

强直性脊柱炎的诊断，主要依靠临床表现。其中最重要的是病史（包括家族史）、症状、关节和关节外体征及骶髂关节的X线片表现。

1. 诊断

（1）临床标准。

1）腰痛、僵3个月以上，活动改善、休息无改善。

2）腰椎额状面和矢状面活动受限。

3）胸廓活动度低于相应年龄、性别的正常人。

（2）放射学标准：双侧骶髂关节炎多2级或单侧骶髂炎3～4级。

2. 分级

（1）肯定强直性脊柱炎：符合放射学标准和 1 项以上临床标准。

（2）可能强直性脊柱炎。

1）符合 3 项临床标准。

2）符合放射学标准，而不具备任何临床标准（应除外其他原因所致骶髂关节炎）。

四、鉴别诊断

1. 类风湿关节炎

强直性脊柱炎与类风湿关节炎的鉴别诊断见表 1-1。

表 1-1　类风湿关节炎（RS）与强直性脊柱炎（AS）的鉴别诊断

	AS	RA
发患者群	青壮年男性多见	30 ～ 50 岁女性
骶髂关节受累	均有	鲜有
脊柱受累	脊柱自下而上受累	只侵犯颈椎
外周关节受累	较少、非对称性、下肢关节为主	多关节、对称性、先累及小关节，后累及大关节
风湿结节	无	有
类风湿因子	阴性	阳性率占 60% ～ 95%
HLA	90%HLA-B27 阳性	多与 HLA-DR4 有关

2. 骶髂关节其他炎症

（1）骶髂关节结核：绝大多数为单侧发病，以女性为多，以破坏为主。数月内可出现脓肿或形成窦道，多有结核病史或结核原发病灶。

（2）骶髂关节化脓性关节炎：多数由骨盆感染引起，故女性多见。局部疼痛明显，可伴全身发热、白细胞增多。病变常为单侧，腰椎和胸部活动不受影响。

（3）致密性髂骨炎：X 线片显示髂骨一侧明显致密。致密带上宽下窄，略呈肾形，其凹侧面向关节。关节间隙尚好。腰椎活动正常，血沉不快。

3. 脊柱结核

有结核病史，或肺部等其他部位结核灶。驼背多呈角形。X 线片显示椎体及椎间盘破坏明显，可有死骨及冷脓肿阴影。

4. 赖特综合征

有尿道炎、前列腺炎、眼结膜炎以下肢为主的关节炎典型发病过程。

5. 布氏杆菌脊柱炎

除关节痛、腰背肌紧张外，有波浪热（间歇性发热），有牧区生活史。血清冷凝集试验阳性。

6. 骨性关节炎

多见于老年人。X 线表现为骨关节增生、关节间隙狭窄。但关节强直少见。

7. 青年性驼背

腰背不显著，X 线片见脊柱胸腰段椎体呈前窄后宽的楔形变，受累椎体前后径增长。成年后椎体前缘可见多数唇样骨质增生，骶髂关节无改变，血沉正常。

8. 椎间盘突出症

腰痛或腿痛或腰腿同时均痛，多伴有神经根刺激征。血沉正常，X 线片骶髂关节正常。CT 检查可确诊。

五、治疗

强直性脊柱炎，目前尚缺乏理想的根治疗法，但若能及时、积极、系统、全面的治疗，确实可以起到缓解症状、控制发展，防止强直畸形，保持最佳功能和减少病残的目的。强直性脊柱炎诊断一经确定，就应给予全面和系统的治疗，不正规和不系统的治疗，均不利于病情的控制和好转，在一定程度上还助长了其病情的顽固和致残率高的结果。所谓系统、全面的治疗包括对患者心理和生活指导、积极功能锻炼，以及合理的中西药物治疗，药物治疗应以中药为主。

强直性脊柱炎是一种慢性进行性疾病，要让患者了解病情、病程、预后、治疗目的、治疗的长期性以及药物的作用和可能发生的副作用等，以解除患者忧虑和心理压力，充分调动患者的积极性和主动性，能做到积极、主动、持久地配合医生的检查和治疗。

1. 西医药治疗

（1）一线药：与治疗类风湿关节炎的一线药大致相同。此类药物的特点，是能够迅速改善疼痛与发僵，减轻关节肿胀。

使用非甾体类药物治疗，如吲哚美辛、扶他林、乐松、鲁南贝特、英太青、舒林酸、萘丁美酮（瑞力芬）、莫比可（美洛昔康）等。

以上药物疗效常因人而异。临床运用，只需选择一种疗效较佳、无不良反应的药物。需连续用药（约 3 个月），症状完全缓解后剂量减少，以最小的有效量巩固治疗。如过早停药，症状容易复发。

（2）慢作用药。

1）柳氮磺吡啶（SSZ）：起效较慢，多数在服药后 1 ～ 1.5 个月见效，副反应较大。用量，开始 0.25 g，每日 3 次，口服，以后每周递增，0.25 ～ 1 g，每日 2 次。以日用量 2 g 为佳，维持治疗 6 ～ 12 个月。可选一种一线药合用，待症状完全控制后，再停一线药。

2）甲氨蝶呤（MIX）：疗效与柳氮磺吡啶相似。用法：第 1 周 0.25 ～ 5 mg，1 次用，以后每周增加 2.5 mg，至每周 10 ～ 15 mg 维持，口服与静脉注射疗效基本相同。临床可单用，或与柳氮磺吡啶，或与一种一线药并用。

（3）皮质类固醇：对强直性脊柱炎，有抗炎止痛，控制症状的作用，但不能阻断病程，更不能根治，而且副作用很大。因此，不能常规使用。只能在一线药不能控制症状或因副反应不能继续服用或慢作用药起效前病情严重者，短期应用。用量：泼尼松每日 10 ～ 30 mg。

2. 手术治疗

对于多关节或脊柱强直畸形严重，日常生活、工作极度困难者，可行人工关节置换或手术矫形。

第五节　颈椎病

颈椎病又称颈椎关节病，是指颈椎间盘退行性变以及其导致的脊髓神经根或血管受压引起的相关临床症状。

其病理生理学改变主要颈椎间盘退行性变为核心，由于生物力学上的改变导致病椎失稳，继而发生椎间隙狭窄、椎间孔变小，骨赘增生及病椎附近各种韧带的骨化等一系列综合症状。其症状和症候多种多样，上自头颅，下至腿足，浅始皮肤，深至某些内脏均可有异常表现。颈椎病发病率与年龄正相关，一般 20 岁即处于亚临床阶段而不自觉，至 70 岁左右几乎高达 100%，故早期预防十分重要。

一、病因

（一）颈椎的退行性变（蜕变）

颈椎在整个脊椎骨中属体积最小，但最灵活、活动频率最高的节段，在日常生活、工作及运动中承受各种负荷，因此容易发生劳损，并出现蜕变。尤其是颈椎椎间盘本身，不仅蜕变过程开始得较早，而且是诱发或促进颈椎其他各个部位组织发生蜕变的重要因素。

（二）先天性（发育性）椎管狭窄

因颈部的椎管呈三角形，颈段脊髓又呈椭圆形膨大，解剖上的形态差异使脊髓受压的程度大大增加。如果颈椎椎管较细（椎管狭窄），对于容纳其中的脊髓和脊神经根的缓冲余地就小，特别是椎管矢径＜ 10 mm 者，特别容易发病。因此，先天或发育中各个因素造成的颈椎管狭窄，是颈椎病发病的一个不可忽视的重要因素。

（三）慢性劳损

是指在平时头颈超过正常生活活动范围，但尚能承受各种极限活动与运动。其易被忽视，但却是造成颈椎骨关节蜕变的重要因素之一，并与颈椎病的发生、发展、治疗及预后有直接关系。

引起慢性劳损的主要因素有：

（1）睡眠时体位不佳，导致不同程度的劳损，并由椎管外波及椎管内组织，从而加速颈椎间盘的蜕变进程。所以，不少患者在发病早期，其症状大多是在离床后出现的。

（2）工作姿势不当、长期久坐尤其是低头伏案工作者，其颈椎病发病率特别高。主要是因为长期低头容易造成颈后肌肉和韧带的劳损，且在屈颈状态下椎间盘的内压大为升高，甚至可超过正常体位的 1 倍以上，以致易使髓核向后移位而易出现蜕变。

（3）不适当的体育锻炼，可加重颈椎的负荷。

（四）其他因素

1. 外伤

研究表明，50% 以上颈椎病的发生与外伤有直接关系，因此，预防头颈部外伤对防止颈椎病的发生十分重要。

2. 血管硬化

颈动脉型颈椎病患者有 61% 同时合并血管硬化。椎动脉本身解剖结构的特点是弯曲多，弯曲度高，需经一系列的骨环才能进入颅内，颅内端分支细。这样的解剖结构决定了椎动脉易出现血流缓慢及供血不良，但横突孔的内径与椎动脉外径之间的缓冲间隙起着重要的调节作用，正常及无明显血管硬化的颈椎病患者依靠血管的弹力，可使上述缓冲间隙更大些，血流不会受阻，而同时合并有血管硬化症的颈椎病患者血管弹性降低，这种调节能力微乎其微，则出现明显供血不足症状。

3. 局部炎症

例如咽喉炎可以直接造成颈部肌肉张力下降，在引起上颈椎自发脱位的同时，还易导致颈椎蜕变。

4. 内分泌疾病

如糖尿病、甲状腺功能减低症及高血压等，都可使颈椎蜕变。

二、颈椎病的分型及诊断

根据受累组织结构的不同而出现的不同临床表现通常分为：神经根型、脊髓型、交感型、椎动脉型。如果两种以上类型同时存在，称为"混合型颈椎病"。

（一）神经根型颈椎病

神经根型颈椎病是由于椎间盘突出、骨赘增生等原因在椎间孔处刺激和压迫颈神经根所致。在各型中发病率最高，占 60% ~ 70%，是临床上最常见的类型。多为单侧、单根发病，但是也有双侧、多根发病者。

1. 临床表现

患者年龄一般在 40 岁左右，劳累或轻伤后，或"落枕"后，开始颈肩痛，几天后疼痛放射到一只手的 2 个或 3 个手指，感麻胀。患者间或有头晕、头痛，白天不能工作，夜间无法入睡；颈部活动受限，后伸时症状加重；患肢有沉重感，握力减弱；随后不能提重物，手臂肌肉萎缩。

上肢牵拉试验（Eaton 征）：令患者坐好，一只手扶患者颈部，另一只手扶患者腕部，两手向反方向牵拉，若患者感觉手麻木或疼痛则为阳性体征，这是由于臂丛受牵拉、神经根受刺激所致。

压头试验（Spurling 征）：令患者将头偏向病侧稍后伸，以一只手扶患者下颌，另一只手掌压其头顶，若患者感觉颈部疼痛，且疼痛放射到上肢，即为阳性。这是由于神经根孔受压变窄挤压刺激神经根所致。

感觉检查：病变早期，神经根受到刺激时，表现为其分布部位痛觉过敏，表现为针刺时较正常一侧更为疼痛。病变中晚期，表现为神经分布部位痛觉减退或消失。若上臂外侧、三角肌区感觉异常，表明第 5 颈神经根受到压迫或刺激；若前臂桡侧及拇指痛觉异常，表明第 6 颈神经根受压或受刺激；若为中、示指痛觉减退，表明第 7 颈神经根受压；若前臂尺侧及小指感觉异常，表明第 8 颈神经根受压或受刺激。

腱反射：肱二头肌腱反射主要由第 6 神经根支配，肱三头肌腱反射主要由第 7 神经根支配。

肌力：第 6 神经根主要支配三角肌、肱二头肌、伸腕肌；第 7 神经根主要支配肱三头肌、胸大肌。依肌肉节段分布不同，某一组肌力减弱（与健侧同组肌力比较），稍久就出现肌肉萎缩时，可诊断出相应的病变间隙。

2. 影像学

X 线侧位片上可见颈椎生理曲度前凸减小、变直或成"反曲线"，椎间隙变窄，前或后或前后同时有骨刺形成，后骨刺更为多见。一般有 2 个以上椎间隙改变。颈椎侧位过屈过伸片，可见颈椎不稳（邻近两椎体后缘纵线平行，距离超过 3.5 mm，或两线所成之角超过 11°）。在病变间隙常见相应的项韧带骨化（经病理证实）。斜位片可见钩椎关节骨刺及神经根孔的改变。CT 检查可发现病变节段椎间盘侧方突出或后方骨质增生并借以判断椎管矢状径。磁共振检查可发现椎体后方对硬膜囊有无压迫。若合并有脊髓功能受损者，尚可看到脊髓信号的改变。

3. 诊断标准

具有根性分布的症状（麻木、疼痛）和体征；椎间孔挤压试验或（和）臂丛牵拉试验阳性；影像学所见与临床表现相符合；除外颈椎外病变（胸廓出口综合征、网球肘、腕管综合征、肘管综合征、肩周炎、肱二头肌长头腱鞘炎等）所致以上疼痛者。

（二）脊髓型颈椎病

脊髓型颈椎病的发病率为 12%～20%，由于可造成四肢瘫痪，因而致残率高。通常起病缓慢，以 40～60 岁的中年人为多。合并发育性颈椎管狭窄时，患者的平均发病年龄比无椎管狭窄者小。有些患者可同时合并神经根型颈椎病。

1. 临床表现

患者年龄在 40～60 岁左右，发病缓慢，有"落枕"史，约 20% 患者有外伤史。患者先从下肢双侧或单侧发麻、发沉开始，随之行走困难，下肢肌肉发紧，抬步慢，不能快走，重者步态不稳，双脚踩棉花感，颈发僵，颈后伸时易引起四肢麻木。此后出现一侧或双侧上肢麻木、疼痛，手无力，拿小物件常落地，不能系扣子；重者写字困难，甚至不能自己进食，部分患者出现尿潴留。间或有头晕、头痛、半身出汗等症状及"束带感"。颈部多无体征，四肢肌张力增高，可有折刀感；腱反射活跃或亢进：包括肱二头肌、肱三头肌、桡骨膜、膝腱、跟腱反射；髌阵挛和踝阵挛阳性。病理反射阳性：如上肢 Hoffmann 征、Rossolimo 征、下肢 Barbinski 征、Chacdack 征。浅反射如腹壁反射、提睾反射减弱或消失。上肢或躯干部出现节段性分布的浅感觉障碍区，深感觉多正常。如果上肢腱反射减弱或消失，提示病损在该神经节段水平。

2. 影像学 X 线

正侧位片上可见颈椎变直或向后成角，多发性椎间隙变窄，骨质增生，尤以后骨刺更为多见。钩椎关节骨刺形成。颈椎侧位过屈过伸片，可见颈椎不稳。若以颈椎椎体横径为 1，而矢状中径在 0.75 以下，并有三节段如此者，可认为是发育性椎管狭窄。当后骨刺较大，从骨刺尖到同侧椎板最近点的距离在 10 mm 或 10 mm 以下者，也应特别注意。CT 检查可发现病变节段椎间盘侧方突出或后方骨质增生并借以判断椎管矢状径。磁共振检查可发现脊髓有无受压，是否变细等。若合并有脊髓功能受损者，尚可看到脊髓信号的改变。

3. 诊断标准

出现颈脊髓损害的临床表现；影像学显示颈椎退行性改变、颈椎管狭窄，并证实存在脊髓压迫；除外进行性肌萎缩型脊髓侧索硬化症、脊髓肿瘤、脊髓损伤、继发性粘连性蛛网膜炎、多发性末梢神经炎。

（三）交感型颈椎病

由于椎间盘蜕变导致颈椎出现节段性不稳定，从而对颈椎周围的交感神经末梢造成刺激，产生交感神经功能紊乱。交感型颈椎病症状繁多，多数表现为交感神经兴奋症状，少数为交感神经抑制症状。由于椎动脉表面富含交感神经纤维，当交感神经功能紊乱时常常累及椎动脉，导致椎动脉的舒缩功能异常。因此交感型颈椎病在出现全身多个系统症状的同时，还常常伴有比较明显的椎—基底动脉系统供血不足的表现。

1. 临床表现

（1）头部症状：如头晕、头痛或偏头痛、头沉、枕部痛、记忆力减退、注意力不易集中等。偶有因头晕而跌倒者。

（2）眼部症状：眼胀、干涩、视力变化、视物不清、眼前好像有雾等。

（3）耳部症状：耳鸣、耳堵、听力下降。

（4）胃肠道症状：恶心甚至呕吐、腹胀、腹泻、消化不良、嗳气以及咽部异物感等。

（5）心血管症状：心悸、心率变化、心律失常、血压变化等。

（6）面部或某一肢体多汗、无汗、畏寒，有时感觉疼痛、麻木但是又不按神经节段或走行分布。以上症状往往与活动有明显关系，坐位或站立时加重，卧位时减轻或消失。颈部活动多、长时间低头、在电脑前工作时间过长或劳累时明显，休息后好转。

（7）临床检查：颈部活动多正常、颈椎棘突间或椎旁小关节周围的软组织压痛。有时还可伴有心率、心律、血压等的变化。

2. 诊断标准

出现交感神经功能紊乱的临床表现、X线上可以显示颈椎节段性不稳定，MRI上表现为颈椎间盘及周围组织有不同程度的蜕变。对部分症状不典型的患者，如果行星状神经结封闭或颈椎高位硬膜外封闭后，症状有所减轻，则有助于诊断。交感型颈椎病临床表现复杂，首先应排除颈椎病以外的器质性及功能性疾病所引起的本型症状，结合颈椎的辅助检查，颈交感神经封闭性试验治疗，方可诊断。

除外耳源性眩晕、眼源性眩晕、脑源性眩晕、血管源性眩晕、糖尿病、神经官能症、过度劳累、长期睡眠不足等。

（四）椎动脉型颈椎病

当颈椎出现节段性不稳定和椎间隙狭窄时，可以造成椎动脉扭曲并受到挤压；椎体边缘以及钩椎关节等处的骨赘可以直接压迫椎动脉，或刺激椎动脉周围的交感神经纤维，使椎动脉痉挛而出现椎动脉血流瞬间变化，导致椎—基底供血不全而出现症状，因此不伴有椎动脉系统以外的症状。

1. 临床表现

（1）发作性眩晕，复视伴有眼震。有时伴随恶心、呕吐、耳鸣或听力下降。这些症状与颈部位置改变有关。

（2）下肢突然无力猝倒，但是意识清醒，多在头颈处于某一位置时发生。

（3）偶有肢体麻木、感觉异常。可出现一过性瘫痪，发作性昏迷。

2. 辅助检查

X 线诊断是椎动脉型颈椎病诊断的基础，重点投照颅颈区侧位片及颈椎正位，必要时投照左右斜位片及过伸过屈侧位片。从颈椎正位片主要观察钩椎关节有无骨赘的纵向或横向增生，从而了解与椎骨部椎动脉的关系；从斜位上可显示椎间孔形态改变与钩椎关节或椎间关节增生病变的关系；过伸过屈侧位片可显示病变节段的颈椎稳定性程度及其对椎骨部椎动脉的影响。椎动脉造影可显示左侧的及右侧的椎动脉形态以及基底动脉形态。脑电图、脑电阻图以及 CT 扫描可酌情选用。

3. 诊断标准

曾有猝倒发作，并伴有眩晕；旋颈试验阳性；影像学显示节段性不稳定或钩椎关节增生；已经除外其他原因导致的眩晕；椎动脉造影可明确诊断。

除以上分型之外，近年来，有些学者也将以颈部症状为主要表现者称为颈型颈椎病，其临床表现如下：以青壮年居多。颈椎椎管狭窄者可在 45 岁前后发病，个别患者有颈部外伤，几乎所有患者都有长期低头作业的情况。一般患者表现为颈部感觉酸、痛、胀等不适。这种不适感以颈后部为主。而女性患者往往诉肩胛、肩部也有不适。体征：患者颈部一般无歪斜，生理曲度减小或消失，常用手按捏颈项部。棘突间或棘突旁可有压痛。X 线显示颈椎生理曲度变直或消失，颈椎椎体轻度蜕变，侧位伸曲位动力摄片可见 1/3 患者椎间隙松动，表现为轻度梯形变，或屈伸时活动度变大。

三、治疗

（一）保守治疗

保守治疗的目的应是纠正颈椎伤痛的病理解剖状态，停止或减缓伤病的进展，有利于创伤的恢复及病变的康复，预防疾病的复发。要求明确目的、循序渐进、多种疗法并用。

1. 牵引疗法

颈椎牵引是治疗早期颈椎病的首选方法。研究表明，颈椎内外平衡失调是颈椎病的后果，但又可反过来成为病变进一步发展的原因之一，且是构成其恶性循环的直接因素。牵引可以缓解局部痉挛的肌肉，扩大椎间隙及椎间孔（有人观察到在牵引状态下椎间隙可增宽到 2.5～5 mm），使神经根受到牵拉松动及减小受压状态并且有利于椎间盘的修复与可能的回纳，从而使颈椎逐渐恢复颈椎的内外平衡。

目前，用于颈椎的牵引方法主要有兜带牵引、颅骨牵引、气囊支架牵引 3 种。牵引时患者可采取坐位和卧位，两种牵引方式疗效都好。头的位置一般采取前倾、直立及后伸 3 种姿势，牵引的目的是恢复颈椎内外平衡为主。牵引力的选择一般以小重量牵引为主，间歇性牵引时间为 30 分钟左右，1～2 次 / 天。牵引过程中患者有时出现不良反应时应根据不同的情况加以分析，在诊断明确及操作规范的情况下，决定是否继续牵引。

2. 推拿手法

推拿是治疗颈椎病的主要方法，但也是最有争议的一种治疗方法。通过松解软组织粘连而达到缓解疼痛的推拿按摩手法，主要是针对颈背肩部软组织病变所致的压痛点和肌痉挛，其治疗部位并未涉及椎管内部，无法消除受压颈神经根的病理变化。所以，这些对推拿按摩有效者不是真正的颈椎病患者，而属临床征象完全相同的椎管外软组织劳损作用于颈部软组织的手法有：揉法、拿捏法、点按法（包括点穴）、拨筋法等。这类手法操作起来比较安全，几乎无意外出现。还可作为第二类手法实施前的准备手法。

3. 封闭疗法

包括压痛点封闭、颈椎椎间孔封闭、椎旁神经节封闭及硬外封闭。压痛点封闭对于局部有明确压痛点的患者疗效确切，而且可以用来鉴别椎管内外病变颈椎椎间孔封闭可用来治疗神经根型颈椎病，椎旁神经节封闭可用来治疗椎动脉型或交感神经型颈椎病，硬外封闭适合于椎管内有病变的颈椎病。除了压痛点封闭以外，由于颈椎结构复杂，其他几种封闭在临床上运用不多。封闭疗法的理论基础是封闭药物可以阻断"疼痛—肌痉挛—缺血—疼痛"的恶性循环。

4. 针灸和穴位封闭

根据经络走行正确取穴，可缓解颈肩痛症状。将丹参、当归等制剂注射于颈夹脊穴、风池、曲池、合谷等是常用的方法。

5. 药物治疗

非甾体类的抗炎制剂对颈椎病无特效，但可以消除或减轻患者的急性无菌性炎症所导致的疼痛。同样，中药治疗颈椎病也无特异性。目前尚无药物可抑制或逆转颈椎的退行性变化，因此，就不存在针对性的治疗药物。而近年来兴起的维生素、微量元素热，在作为辅助治疗手段时可能有效。中药多从风、寒、湿等外邪及气滞血瘀及肝肾等方面来进行辨证治疗，屡有奇效。由于中药治病针对患者个体的差异性，不同的个体有不同的辨证治疗方法。对不同患者的辨证很难掌握。因此，中药治疗颈椎病在临床上只能作为辅助的治疗方法。

6. 物理疗法

物理疗法种类很多，常用的有电疗、光疗、超声治疗、磁疗等。它如同牵引一样是治疗颈椎病临床上应用最多的一种方法，治疗时无痛苦，而且也很方便，易为患者所接受。通过物理治疗，可以改善局部血液循环，放松痉挛的肌肉，消除炎症水肿等。但是此类疗法仅可作为一种辅助性的治疗手段，单独使用疗效不佳。

7. 家庭疗法

纠正和改善睡眠及工作中的不良体位，牵引及使用围领等。家庭疗法是正规治疗的基础，通过适当的运动或颈部的锻炼，可增颈部肌肉的力量，尤其是颈背肌的力量，以保持颈椎的稳定，还可改善颈部血液循环，促进炎症消退，从而达恢复颈椎内外平衡的目的。对颈椎病的预防和康复具有重要作用。

8. 综合疗法

多种的颈椎病非手术疗法为临床医生选择提供了一个广阔的天地：在具体实施时要根据患者具体症状和体征，及其自身条件优选 2～3 种方法并用或相继或相间应用。因为颈椎病的各种非手术疗法都是围绕恢复颈椎的内外平衡而进行的，各治法之间没有拮抗，临床治疗颈椎病时倾向于综合性治疗。几种方法结合起来要比一种方法有效得多。当然所谓的几种方法结合，不是指单纯的几种辅助方法的结合，也不是说有多少方法用多少方法，而应根据临床实际情况选择应用。

（二）手术治疗

1. 颈椎病的手术适应证和禁忌证

并非所有的颈椎病患者需要手术治疗或者适合手术治疗，出现以下情况应当是明确的手术指征：①颈椎病发展至出现明显的脊髓、神经根、椎动脉损害，经非手术治疗无效即应手术治疗；②原有颈椎病的患者，在外伤或其他原因的作用下症状突然加重者；③伴有颈椎间盘突出症经非手术治疗无效者；④颈椎病患者，出现颈椎某一节段明显不稳，颈痛明显，经正规非手术治疗无效，即使无四肢的感觉运动障碍，也应考虑手术治疗以中止可以预见的病情进展。

禁忌证：颈椎病手术不受年龄的限制，但必须考虑全身情况。若肝脏、心脏等重要脏器患有严重疾病、不能耐受者，应列为手术禁忌证。此外，颈椎病已发展至晚期，或已瘫痪卧床数年，四肢关节僵硬；肌肉有明显萎缩者，手术对改善生活质量已没有帮助时，也不宜手术。若颈部皮肤有感染、破溃，则需在治愈这些局部疾患后再考虑手术。手术方式包括颈椎前路手术及后路手术，主要的目的是减压。

2. 颈椎病手术治疗的原则

手术治疗颈椎病的基本原则为脊髓及神经组织的彻底减压、恢复颈椎生理曲度和椎间高度以及病变节段的稳定性。

3. 微创治疗

脊柱微创外科几乎涉及了脊柱外科的绝大部分疾病，但现在开展比较多、比较成熟的是对椎间盘疾病的微创治疗，其中经皮激光椎间盘减压术（PLDD）技术因其较为成熟、损伤小、操作方便、术后恢复快，符合现代外科微创技术发展趋势等特点。

（1）适应证：①颈椎间盘膨出、突出或间盘蜕变；②具有颈肩痛及根性症状；③保守治疗及物理治疗2～3个月以上无效；④根据做刺激性间盘造影术时症状的加重决定手术节段，特别是当影像学表现为多节段的间盘蜕变时。

（2）禁忌证：①颈椎间盘游离；②肿瘤；③椎间孔的骨赘；④椎体不稳；⑤主要功能脏器不全不能耐受手术。

第六节　腰椎间盘突出症

腰椎间盘突出系指由于腰椎间盘髓核突出压迫其周围神经组织而引起的一系列症状。

临床统计表明，腰椎间盘突（脱）出症是骨科门诊最为多见的疾患之一，也是腰腿痛最为多见的原因。追溯历史，早在1543年Vesalius就描述了椎间盘的外观。20世纪20年代，德国的Shmorl先后发表了11篇有关椎间盘解剖和病理的文章，对椎间盘做了较广泛的研究。1932年，Barr首先提出腰椎间盘突出是腰腿痛可能的原因。其后，Barr和Mixter首次提出了有关腰椎间盘突出症的概念与治疗方法。从此以后，对腰椎间盘突（脱）出症的基础研究也逐步深入，从而更提高了本病的临床诊断和治疗的效果。

一、病因

腰椎间盘联结相邻两个腰椎椎体之间，椎间盘的外周有坚韧而富于弹性的纤维软骨构成的纤维环，中心部位为乳白色凝胶状、含水丰富而富于弹性的髓核组织，其上、下各有一层透明软骨构成的薄层软骨板。纤维环及软骨板的前部因为有前纵韧带的附着而增强，但纤维环的后部及后外侧较为薄弱，且与后纵韧带的附着也较为疏松。使其成为椎间盘结构上的薄弱环节。髓核组织在幼年是呈半液状的胶冻样，随着年龄的增长，髓核的含水量逐渐减少，而其内的纤维细胞、软骨细胞和无定形物质逐渐增加，髓核逐渐变成颗粒状脆弱易碎的蜕变组织。成人腰椎间盘无血管供应，其营养来源主要依靠椎体血管与组织液渗透，营养供给差，自身修复能力极低。此外，椎间盘形成椎体间的一个类似气垫结构的微动关节，具有吸收椎体间震荡力，缓解脊柱纵向震动以及通过自身形变参与脊柱的旋转、前屈、后伸、侧屈等运动方式。因此，椎间盘压应力大，而且活动多，容易受伤及劳损蜕变。在腰椎间盘蜕变的基础上，由于腰椎压应力大，或腰椎在不良姿势下活动，或准备不充分的情况下搬重物，或猝倒臀部着地等，纤维环破裂，髓核在压应力下突出于纤维环之外，压迫神经根等而产生临床症状。因为发病前多有明显的椎间盘蜕变，很多患者也可能在打喷嚏、咳嗽等轻微外力作用下发病或无明显外力作用下发病。腰椎间盘突出症可分如下类型。

（1）腰椎间盘突出：根据突出之椎间盘髓核的位置方向可分为中央型、后外侧型、极外侧型。中央型椎间盘突出从后纵韧带处突出，可能穿破后纵韧带，位于硬膜囊的前方，主要压迫马尾神经，也可压迫单侧或双侧神经根；后外侧型突出之髓核位于后纵韧带外侧椎间孔附近，压迫单侧神经根或马尾神经以及血管；极外侧型髓核从椎间孔或其外侧突出，压迫单侧神经根。

（2）根据突出之髓核与神经根的关节分为肩上型、肩前型、腋下型。此分型将神经根与硬膜囊的关系比作稍外展的上肢与躯干的关系，如突出之髓核位于神经根上方，则为肩上型，位于神经根前方则为肩前型，位于神经根内下方则为腋下型。

（3）根据椎间盘的破损程度病理情况由轻至重可分为纤维环呈环状膨出、纤维环局限性膨出、椎间盘突出型、椎间盘脱出型、游离型椎间盘五种类型。

二、临床表现

（一）临床症状

1. 腰痛

是大多数患者最先出现的症状，发生率约91%。由于纤维环外层及后纵韧带受到髓核刺激，经窦椎神经而产生下腰部感应痛，有时可伴有臀部疼痛。

2. 下肢放射痛

虽然高位腰椎间盘突出（腰$_{2\sim3}$、腰$_{3\sim4}$）可以引起股神经痛，但临床少见，不足5%。绝大多数患者是腰$_{4\sim5}$、腰$_5\sim$骶$_1$间隙突出，表现为坐骨神经痛。典型坐骨神经痛是从下腰部向臀部、大腿后方、小腿外侧直到足部的放射痛，在喷嚏和咳嗽等腹压增高的情况下疼痛会加剧。放射痛的肢体多为一侧，仅极少数中央型或中央旁型髓核突出者表现为双下肢症状。坐骨神经痛的原因有三种：①破裂的椎间盘产生化学物质的刺激及自身免疫反应使神经根发生化学性炎症；②突出的髓核压迫或牵张已有炎症的神经根，使其静脉回流受阻，进一步加重水肿，使得对疼痛的敏感性增高；③受压的神经根缺血。上述三种因素相互关联，互为加重因素。

3. 马尾神经症状

向正后方突出的髓核或脱垂、游离椎间盘组织压迫马尾神经，其主要表现为大、小便障碍，会阴和肛周感觉异常。严重者可出现大小便失控及双下肢不完全性瘫痪等症状，临床上少见。

（二）腰椎间盘突出症的体征

1. 一般体征

（1）腰椎侧凸：是一种为减轻疼痛的姿势性代偿畸形。视髓核突出的部位与神经根之间的关系不同而表现为脊柱弯向健侧或弯向患侧。如髓核突出的部位位于脊神经根内侧，因脊柱向患侧弯曲可使脊神经根的张力减低，所以腰椎弯向患侧；反之，如突出物位于脊神经根外侧，则腰椎多向健侧弯曲。

（2）腰部活动受限：大部分患者都有不同程度的腰部活动受限，急性期尤为明显，其中以前屈受限最明显，因为前屈位时可进一步促使髓核向后移位，并增加对受压神经根的牵拉。

（3）压痛、叩痛及骶棘肌痉挛：压痛及叩痛的部位基本上与病变的椎间隙相一致，80%～90%的病例呈阳性。叩痛以棘突处为明显，系叩击振动病变部所致。压痛点主要位于椎旁 1 cm 处，可出现沿坐骨神经放射痛。约 1/3 的患者有腰部骶棘肌痉挛。

2. 特殊体征

（1）直腿抬高试验及加强试验：患者仰卧，伸膝，被动抬高患肢。正常人神经根有 4 mm 滑动度，下肢抬高到 60°～70° 始感腘窝不适。腰椎间盘突出症患者神经根受压或粘连使滑动度减少或消失，抬高在 60° 以内即可出现坐骨神经痛，称为直腿抬高试验阳性。在阳性患者中，缓慢降低患肢高度，待放射痛消失，这时再被动屈曲患侧踝关节，再次诱发放射痛称为加强试验阳性。有时因髓核较大，抬高健侧下肢也可牵拉硬脊膜诱发患侧坐骨神经产生放射痛。

（2）股神经牵拉试验：患者取俯卧位，患肢膝关节完全伸直。检查者将伸直的下肢高抬，使髋关节处于过伸位，当过伸到一定程度出现大腿前方股神经分布区域疼痛时，则为阳性。此项试验主要用于检查腰$_{2\sim3}$和腰$_{3\sim4}$椎间盘突出的患者。

3. 神经系统表现

（1）感觉障碍：视受累脊神经根的部位不同而出现该神经支配区感觉异常。阳性率达 80% 以上。早期多表现为皮肤感觉过敏，渐而出现麻木、刺痛及感觉减退。因受累神经根以单节单侧为多，故感觉障碍范围较小；但如果马尾神经受累（中央型及中央旁型者），则感觉障碍范围较广泛。

（2）肌力下降：70%～75% 患者出现肌力下降，腰$_5$神经根受累时，踝及趾背伸力下降，骶$_1$神经根受累时，趾及足跖屈力下降。

（3）反射改变：也为本病易发生的典型体征之一。腰$_4$神经根受累时，可出现膝跳反射障碍，早期表现为活跃，之后迅速变为反射减退，腰$_5$神经根受损时对反射多无影响。骶$_1$神经根受累时则跟腱反射障碍。反射改变对受累神经的定位意义较大。

三、影像学及实验室检查

（一）X 线检查

腰椎 X 线征可显示腰椎生理前凸减小或消失甚至反曲，腰椎侧弯，椎间隙减小等；此外，还可见到关节骨质增生硬化，要注意有无骨质破坏或腰椎滑脱等。

（二）CT 检查

可显示在椎间隙，有高密度影突出椎体边缘范围之外，还可以显示对硬膜囊、神经根的压迫；见到关节突关节增生、内聚等关节蜕变表现。

（三）MRI 检查

可从矢状位、横断面及冠状面显示椎间盘呈低信号，并突出于椎体之外，还可显示硬膜外脂肪减少或消失，黄韧带增生增厚等。

（四）腰椎管造影检查

是诊断腰椎间盘突出症的有效方法，可显示硬膜囊受压呈充盈缺损，多节段椎间盘突出显示"洗衣板征"。但因属有创检查，现已渐被 MRI 取代。

四、诊断与鉴别诊断

（一）诊断要点

1. 症状

腰痛和放射性下肢痛。

2. 体征

有坐骨神经受压的体征。

3. 影像学检查

有明显的腰椎间盘突出，且突出的节段、位置与上述症状体征相符。

（二）鉴别诊断

1. 急性腰扭伤

有明确的腰部受伤史，以腰痛及活动困难为主，部分患者可伴有臀部及大腿后部疼痛。临床检查可见腰部肌肉紧张，多处压痛，腰部活动受限以屈伸及旋转活动受限为主。直腿抬高试验多正常，没有下肢的定位感觉障碍及肌力下降。X 线检查可见到生理前凸减小、轻度侧弯等，CT、MRI 检查多无明显阳性发现。休息或保守治疗后疼痛缓解。

2. 腰椎管狭窄症

多为中老年患者，病程较长，其临床特点可概括为：间歇性跛行、症状重体征轻、弯腰不痛伸腰痛。X 线检查可见到骨质蜕变增生，椎间关节增生硬化，椎体边缘骨质增生。骨性椎管狭窄多见于发育性椎管狭窄患者，椎管矢状径小于 11 mm，大多数为蜕变性狭窄，骨性椎管大小可能正常。CT 及 MRI 检查可见腰椎管狭窄。

3. 梨状肌综合征

因梨状肌的损伤、炎症或挛缩变性，致坐骨神经在梨状肌处受压。主要表现为臀部及腿痛，多单侧发病，查体腰部正常，压痛点局限在臀部"环跳穴"附近，梨状肌紧张试验阳性，直腿抬高试验及加强试验多阴性。

五、治疗

（一）非手术疗法

腰椎间盘突出症大多数患者可以经非手术治疗缓解或治愈。其治疗原理并非将蜕变突出的椎间盘组织回复原位，而是改变椎间盘组织与受压神经根的相对位置或部分回纳，减轻对神经根的压迫，松解神经根的粘连，消除神经根的炎症，从而缓解症状。非手术治疗主要适用于：①年轻、初次发作或病程较短者；②症状较轻，休息后症状可自行缓解者；③影像学检查无明显椎管狭窄。

1. 绝对卧床休息

初次发作时，应严格卧床休息，强调大、小便均不应下床或坐起，这样才能有比较好的效果。卧床休息 3 周后可以佩戴腰围保护下起床活动，3 个月内不做弯腰持物动作。此方法简单有效，但较难坚持。缓解后，应加强腰背肌锻炼，以减少复发的概率。

2. 牵引治疗

采用骨盆牵引，可以增加椎间隙宽度，减少椎间盘内压，椎间盘突出部分回纳，减轻对神经根的刺激和压迫，需要专业医生指导下进行。

3. 理疗和推拿、按摩

可缓解肌肉痉挛，减轻椎间盘内压力，但注意暴力推拿按摩可以导致病情加重，应慎重。

4. 皮质激素硬膜外注射

皮质激素是一种长效抗炎剂，可以减轻神经根周围炎症和粘连。一般采用长效皮质类固醇制剂 +2% 利多卡因行硬膜外注射，每周一次，3 次为一个疗程，2～4 周后可再用一个疗程。

5. 髓核化学溶解法

利用胶原酶或木瓜蛋白酶，注入椎间盘内或硬脊膜与突出的髓核之间，选择性溶解髓核和纤维环，而不损害神经根，以降低椎间盘内压力或使突出的髓核变小从而缓解症状。但该方法有产生过敏反应的风险。

（二）经皮髓核切吸术 / 髓核激光气化术

通过特殊器械在 X 线监视下进入椎间隙，将部分髓核绞碎吸出或激光气化，从而减轻椎间盘内压力达到缓解症状目的，适合于膨出或轻度突出的患者，不适合于合并侧隐窝狭窄或者已有明显突出的患者及髓核已脱入椎管内者。

（三）手术治疗

1. 手术适应证

（1）病史超过三个月，严格保守治疗无效或保守治疗有效，但经常复发且疼痛较重者；

（2）首次发作，但疼痛剧烈，尤以下肢症状明显，患者难以行动和入眠，处于强迫体位者；

（3）合并马尾神经受压表现；

（4）出现单根神经根麻痹，伴有肌肉萎缩、肌力下降；

（5）合并椎管狭窄者。

2. 手术方法

经后路腰背部切口，部分椎板和关节突切除，或经椎板间隙行椎间盘切除。中央型椎间盘突出，行椎板切除后，经硬脊膜外或硬脊膜内椎间盘切除。合并腰椎不稳、腰椎管狭窄者，需要同时行脊柱融合术。

近年来，显微椎间盘摘除、显微内镜下椎间盘摘除、经皮椎间孔镜下椎间盘摘除等微创外科技术使手术损伤减小，取得了良好的效果。

第七节　胸椎间盘突出症

胸椎间盘突出症临床上较少见，由于它症状复杂，临床表现多样，因而诊断比较困难，往往会延误诊断。近年来随着诊断方法的改进，如 CT、MRI 的应用，使胸椎间盘突出症能够获得早期诊断，另外还发现了一些临床无症状的胸椎间盘突出患者。目前对胸椎间盘突出症的自然病史仍不十分了解，临床上对于造成脊髓压迫的胸椎间盘突出症患者首选外科手术，近年来随着手术方法和技巧的改进，手术治疗胸椎间盘突出症的疗效也不断得到提高。

一、病因

由于胸椎间盘突出症多见于胸腰段，而此处胸椎蜕变最明显，因而大多数学者认为蜕变是胸椎间盘突出症的主要诱因，创伤在胸椎间盘突出症中的角色仍有争论，外伤的确在交通事故和坠落伤中导致胸椎间盘突出症，但慢性、轻度损伤是否是胸椎间盘突出症的诱因仍难定论。脊柱慢性劳损损伤及姿势不正也可引发本病。

二、临床表现

胸椎间盘突出的表现变化多样，没有一项特异的表现可用于诊断，其症状和体征由间盘突出的情况决定，包括间盘突出的节段、大小、方向、压迫的时间，血管受损程度和椎管的大小。在有症状的患者，病变常是进行性发展的。

患者常是先出现胸背痛，随后是感觉障碍，无力和大小便功能障碍。脊柱可有轻度侧弯及椎节局限性疼痛、压痛及叩痛。

三、影像学检查

（一）脊柱 X 线平片

只有在椎间盘出现钙化时 X 线平片上才有较大的价值，而钙化的椎间盘并不一定就是突出的椎间盘，但是却提示椎间盘突出的诊断。Baker 等认为椎间盘钙化有两种模式，一种是椎间隙后方的广泛钙化；另一种是突入椎管内。这种情况由于钙化病灶很小而容易忽视，通过对成人腰椎间盘的研究证实：沉积物可能是焦磷酸盐或羟基磷灰石钙。对存在后凸畸形合并有椎体楔变或终板不规则改变的腰痛或神经功能障碍患者应该仔细检查以排除椎间盘突出的可能性，还有一些表现如椎间隙狭窄、增生等改变都是非特异性的改变，对诊断有一定的帮助。

（二）脊髓造影

因胸椎后凸畸形和纵隔结构的重影，胸椎脊髓造影十分困难。脊髓造影是把水溶性的造影剂注入椎管中，拔除针之后通过体位调整造影剂的流动，然后进行前后位和侧位片的拍片，突出椎间盘表现为在突出节段的充盈缺损，中央突出产生卵圆形或圆形的充盈缺损，大的突出可以表现为完全性的阻塞，侧方形的突出表现为三角形或半圆形的充盈缺损，脊髓被推向对侧。脊髓造影时脑脊液的测量无特异性的诊断作用，蛋白含量的增加通常少于50%，通常在50～100 mg/天，有时也可以达到400 mg/天。

（三）CT

CT检查是胸椎间盘突出症诊断的一个极有价值的方法，与标准的脊髓造影相比，CT不仅提高了敏感性和精确性，而且能够探测椎间盘的硬膜囊内浸润。CT对椎间盘钙化的诊断也有帮助，在脊髓造影之后再进行CT检查则更为灵敏。CT诊断椎间盘突出的标准是椎体后方的局灶突出并伴有脊髓受压或移位。

（四）MRI

MRI的出现给胸椎间盘突出症的诊断和治疗带来了革命性进步，一些有条件的医院对于需要手术的患者术前均进行MRI检查，但也有一些医院还是采用CT检查或脊髓造影。MRI检查无创、快速、无放射线、对患者无损害，其敏感性和特异性都很高，而且可以得到矢状位的胸椎图像，是目前诊断胸椎间盘突出症最好的方法。MRI是一种技术性很强的检查，其图像的表现和质量与操作者的专业知识以及所采用的扫描序列有很大的关系。但MRI也有其本身的缺点，比如脑脊液的流空现象、钙化椎间盘信号丢失、心脏搏动伪影等。另外，造影剂增强检查对于鉴别椎间盘突出和小的脑膜瘤很有价值，突出物质往往不增强，而脊髓脑膜瘤则出现增强现象。尽管MRI能够获得良好的矢状位和横切位的图像，但胸椎间盘突出症患者的MRI图像还是应该紧密结合临床表现进行分析，有研究报道椎间盘严重突出引起脊髓变形的现象可以在无症状患者中见到。

四、治疗

（一）非手术疗法

主要用于轻型病例，其主要措施包括以下内容：

1. 休息

根据病情轻重可选择绝对卧床休息、一般休息或限制活动量等。前者主要用于急性期患者，或是病情突然加剧者。

2. 胸部制动

胸椎本身活动度甚微，但为安全起见，对活动型病例可辅加胸背支架予以固定，此对病情逆转或防止恶化具有积极意义。

3. 对症处理

包括口服镇静药、外敷镇痛消炎药膏、理疗、活血化瘀类药物及其他有效的治疗措施等，均可酌情选用。

在表现为急性胸背部疼痛和MRI无明确显示有胸椎间盘突出的患者中，大多数不需要外科手术治疗，当症状缓解后，他们可重新开始剧烈的运动。

（二）手术疗法

用于胸椎椎间盘切除及融合术的术式主要有以下三类。

1. 前路手术

即通过胸腔或胸腹联合切口抵达胸椎椎节前方施术切除突出的髓核并同时予以内固定（融合）术。

2. 后路手术

此种传统的术式已沿用多年，大多数骨科或神经外科医师都熟悉这一手术途径，操作上也较容易。但若想切除胸椎椎管前方的髓核则相当困难，尤其是在中央型病例。

3. 侧后方手术

胸腰椎椎管次全环状减压术途径，此种手术入路较易切除椎管前方的致压物且损伤小，基本上不影响椎节稳定性。

第二章　血管外科疾病

第一节　类风湿性血管炎

风湿性血管炎是类风湿性关节炎的一种表现，类风湿性关节炎是一种常见的以非化脓性关节炎为主的系统性结缔组织性疾病，若以关节外表现为主要临床症状时，如胸膜炎、心肌炎、肺炎、神经炎和血管炎等，则称为恶性类风湿性关节炎或"类风湿病"。而类风湿性血管炎是类风湿性关节炎的基础病理之一，为类风湿病的表现之一（胸膜炎、心肌炎、肺炎、神经炎和血管炎等），多数没有症状，但若发生多种血管（包括中等动脉、小动静脉以及毛细血管）炎症性闭塞时，症状明显，甚至致死，总称为类风湿性血管炎。

一、病因和发病机制

类风湿性血管炎的病因尚不清楚，从对类风湿性关节炎的研究来看，目前认为类风湿性关节炎与以下因素有关。

（一）感染因素

微生物感染作为类风湿性关节炎的启动因素曾长期受到怀疑，但各家意见不一。近年来，有许多病原微生物再次受到重视，并发现类风湿性关节炎患者对某些微生物有高免疫反应现象，提示感染可能与类风湿性关节炎的发病有关。这些微生物包括支原体、梭状芽孢菌、结核杆菌、变形杆菌、分枝杆菌、EB 病毒、反转录病毒及细小病毒等。其中已发现约 80% 的类风湿性关节炎患者血清可检出高滴度的抗 EB 病毒抗体以及类风湿性关节炎患者血清中含有高滴度的 IgG 型抗奇异变形杆菌的抗体。但目前仍缺乏有力的流行病学证据来支持感染在类风湿性关节炎发病中的作用。

（二）遗传因素

本病有遗传倾向，家谱调查结果表明，类风湿性关节炎患者家族中类风湿性关节炎的发病率比健康人群高 2 ～ 10 倍；类风湿性关节炎患者的单卵双生子与双卵双生子也易患类风湿性关节炎，其共同患病机会分别为 21% ～ 32% 与 9% 左右，类风湿性关节炎的家族聚集性以及单卵双胎较之双卵双胎对本病的发生具有更高一致性，均提示遗传因素对本病的作用。近年来，对人类白细胞抗原（HLA）的研究进一步证明，类风湿性关节炎与 HLA 某些表型相关联，而且在许多种族得到证实。如 HLA-DK 与白人类风湿性关节炎有密切关系，白人类风湿性关节炎患者的 HLA-DK 阳性率高达 60% ～ 70%，对照组为 20% ～ 25%。其他人种中，印度人主要与 DRi 有关，以色列的犹太人与 DR_1 和 DR_3 相关，北美 Pima 印第安人与 $HLA-B_{40}$ 相关。我国全国第四届风湿病会议（1993）的报道显示，汉族人的类风湿性关节炎患者 HLA-DR 阳性率为 43% ～ 54%，正常人为 14% ～ 25%。此外，DR_{10}、DR_5、DR_9 亦发现与某些种族的类风湿性关节炎相关，以上事实提示携带某种 HLA 的个体有对类风湿性关节炎的易患性。研究发现，HLA-DR，阳性的人群中至少有 5 种亚型，即 DW_4、DW_{10}、DW_{13}、Dw_{14}、Dw_{15}，其中

Dw_4、DW_{14} 及 Dw_{15} 与类风湿性关节炎相关，而 DW_{10} 和 DW_{13} 与类风湿性关节炎无相关性。应用分子生物学分析这些亚型的主要结构差异在于 DR-1 链的第 $70 \sim 74$ 位氨基酸序列的差异。与类风湿性关节炎易患性密切相关的该段位置上的氨基酸序列为：谷氨酸—精（赖）氨酸—精氨酸—丙氨酸—丙氨酸。值得提出的是，DR_4 阳性者患类风湿性关节炎的相对危险性是阴性者的 $5 \sim 7$ 倍，且与 DR_4 相关的类风湿性关节炎患者，病情往往比较重，类风湿因子的滴度也比较高，非甾体抗炎药很少能控制病情。而轻型病例与 HLA 几乎无相关性。

（三）其他因素

类风湿性关节炎男女患病之比为 $1:3$，在 $40 \sim 59$ 岁年龄组中男女的差异性更大。口服避孕药及妊娠期间（尤其头 3 个月）类风湿性关节炎病情缓解，产后多数病情加重，都说明性激素对类风湿性关节炎的发病可能有一定的作用，即雌激素可能促进类风湿性关节炎的发生而孕激素则可能减缓类风湿性关节炎的发生。此外，营养不良、代谢障碍、应激反应、某些食物及物理等因素可能为本病的诱发因素。

关于类风湿性血管炎的发病机制有多种学说，目前认为，主要由免疫复合物引起，往往是 IgG 或 IgM 参与。直接免疫荧光检查发现在患者血管壁和损害组织间隙中有 IgG、IgM 和活化的补体成分，而在表皮与真皮连接处没有发现，这与系统性红斑狼疮有所不同。患者血清中免疫复合物升高，主要为 $8 \sim 22$ S 的复合物，但也有 $11 \sim 16$ S 中间型 IgG-IgG 免疫复合物及低分子量（7S）IgM 免疫复合物。另外，由于 IgG-IgG 自身相关类风湿因子与 IgM 类风湿因子起反应，从而导致补体活化，并诱发趋化活性和其他体液及细胞放大系统的活动，最终使局部小血管炎加重。患者也可有低补体血症，常为补体前段成分 C_1、C_4、C_2 减低。当循环免疫复合物大量出现，可使网状内皮系统、载有活化补体的受体和免疫球蛋白 FC 断片的受体的特殊细胞清除免疫复合物的功能障碍。皮肤血管炎患者可有选择性补体介导的单核细胞吞噬功能缺陷。多数患者中出现 HLA-DR，组织相容性抗原说明也与遗传有关。

二、临床表现

除暴发性类风湿性血管炎外，一般都有类风湿性关节炎病史。血管炎多出现在病变活动期或反复发作期。有时与关节病变活动也可不一致。某些长期应用皮质类固醇激素而药量明显波动者，可引起血管炎或加重血管炎。

有类风湿性关节炎的特有表现，如末节关节粗大、肿胀、疼痛和关节畸形，$20\% \sim 30\%$ 患者伴有类风湿性小结节，大小不等，由数毫米到 $2 \sim 5$ cm 或更大，常发生肘部伸侧或关节附近。也可发生在其他部位，不痛，也无压痛，数周后可自然消退，以后可复发。

在急性初发期，肢体出现皮下疼痛性结节、瘀斑及急性缺血症状，体温高，全身不适。通常类风湿性血管炎患者倾向于发病初期即有内脏表现。在复发期，已有类风湿关节炎的特有表现，如末梢关节粗大、肿胀、疼痛和关节畸形，X 线片上有典型的骨关节影像（关节间隙小，骨端硬化、变形、脱钙和囊性变）等，易于诊断。至慢性期，除关节病变外，手或足的末端有慢性缺血性表现，如皮溢低，皮色苍白或紫红，握拳试验或泛红试验阳性；皮肤有营养障碍，表现有弹性低、韧性大、萎缩、甲变形。严重时会有溃疡、小面积坏疽，足背和胫后动脉搏动减弱或消失。末节指或趾骨短缩，X 线片上看到有自溶现象。

由于受累血管部位不同，类风湿性血管炎的临床表现可以是多种多样的。

（一）内脏、眼部及神经损害

当侵犯心、脑、眼、肾、脾和肠系膜血管，使其狭窄或闭塞，可引起心包炎、肠系膜血管炎、外巩膜炎等，有多发性神经病变。类风湿性关节炎伴有 IgM-IgG 或 IgG-IgG 混合型冷球蛋白血症的血管炎患者，可有紫癜及肾小球肾炎。低补体血症的血管炎，可有荨麻疹。暴发性血管炎较少见，与结节性多动脉炎相似。表现为急性发热、多脏器缺血梗死的症状，包括神经肌肉的损害，也可有肌肉神经的受损，高血压等。也有亚急性类型。有心肌梗死、肠坏死、肠穿孔和脑血管意外，也可伴发医源性 Cushing 综合征和高血压，常能导致死亡。

（二）肢体血管炎

若侵犯末梢动脉，则主要累及肢体末梢和皮肤血管。手或足的末端有缺血性表现，如皮温低、皮色苍白或紫红，甲皱襞处有小的条状红棕色梗死，指甲及指端有小片出血，但握拳试验或泛红试验阳性，皮肤有营养障碍，表现为致密、弹性低、韧性大、萎缩、甲变形等。严重时会有溃疡、小面积坏疽，足背和胫后动脉搏动减弱或消失。末节指或趾骨短缩。在急性期，皮下出现疼痛性结节，双手出现雷诺现象，趾和指动脉闭塞后就会形成坏死病灶、溃疡或较大面积的坏疽。1963 年，Laws 报道此病 38 例中 28 例出现指动脉闭塞，其余 10 例则发生于足部。末梢动脉搏动减弱，但消失者多为病情严重或反复发作的患者。慢性期患者的末节指或趾骨有自溶现象。各种不同大小的皮肤血管受累可引起不同的皮损。小动脉受累，则指（趾）小动脉梗死、外周坏疽、溃疡；中小动脉受累，则见网状青斑、坏死性血管炎、皮下结节、坏疽；急性坏死性细小静脉炎，则见可触性紫癜、荨麻疹、出血性大疱；混合性血管炎（小动脉和静脉受累），则见青斑性血管炎、皮肤溃疡、坏疽性脓皮病。血管炎性溃疡以男子较多见，有时与坏疽性脓皮病难以鉴别。

本病预后差，总病死率为 30%，尤其是病情发展趋势呈急进型者预后差。有神经病变和直肠活检示坏死性动脉炎变化者的病死率较高，而皮肤活检示白细胞破碎性血管炎者，其直肠活检正常，预后较佳。

三、检查

除了临床表现外，某些辅助检查是重要的诊断参考。

（一）实验室检查

血常规、血沉、类风湿因子、C- 反应蛋白、补体及免疫功能检查、抗核抗体、狼疮细胞等相关指标升高或阳性。

（二）其他检查

1. 甲皱微循环检查

表现为毛细血管袢的数目减少，排列紊乱，模糊和畸形的管袢增多，血流速度减慢，有时有血栓、红细胞聚集。经治疗后管袢数目增加，清晰度占 93.3%，管袢排列整齐占 70%。

2. X 线检查

在复发期 X 线片上有典型的骨关节影像：关节间隙小，骨端硬化、变形、脱钙和囊性变。在慢性期 X 线片上可看到末节指或趾骨有自溶现象。

3. 非创面性血管检查

应用多功能血管病变诊断仪可通过检测节段动脉压发现类风湿性血管炎病变。彩色多普勒检测可发现足背动脉、胫后动脉血流减少，管腔狭窄或闭塞。

四、诊断与鉴别诊断

（一）诊断

1. 依据项目 A 由中小血管炎引起的下述症状

（1）多发性神经炎。

（2）皮肤梗死或溃疡。

（3）指端坏疽。

（4）巩膜炎。

（5）胸膜炎。

（6）心包炎。

（7）心肌炎。

（8）肺炎。

（9）皮下结节、紫癜、出血。

（10）肠梗阻、心肌梗死等内脏缺血症状。

2. 依据项目 B

（1）疼痛肿胀的关节症状。

（2）高烧（38℃以上），全身衰竭等严重的全身症状。

（3）血管炎所引起的临床症状（依据项目 A 中至少有一项）。

（4）应用小量类固醇制剂症状不减轻。

3. 病理改变

有中小血管炎病理改变。

4. 临床化验

（1）血沉增快（1 小时 60 mm 以上）。

（2）类风湿因子阳性。

（3）低补体血症。

（4）白细胞增多（1 万 /mm³ 以上），核左移。

（5）血清球蛋白升高。

（6）抗核抗体，LE 细胞。

（7）X 线有明显骨质破坏。

诊断判断：在符合美国风湿病学会制定的类风湿性关节炎诊断标准中"确定诊断"的基础上，具备 1 中至少 1 项者，或 1 中至少 2 项者，为确定诊断。至少 1 项及 4 项中 1 项为可疑诊断。在符合美国风湿病学会指定的类风湿性关节炎诊断标准中"可能诊断"的基础上，至少具备 1 中 3 项以上为可疑诊断。

应该指出，这些标准不是只为诊断而制定的，是为便于对大系列患者进行分类，以便总结流行病学调查、药物试验和研究疾病的自然进程。因此，一些患者，尤其是处于疾病早期阶段的患者，不符合这套入为规定标准的，并不能排除类风湿性血管炎的可能。

（二）鉴别诊断

1. 雷诺病

多见于女性。多始发于手部，始发于足部者罕见，手足先后发病者临床上并非罕见。发病时手足冰冷，肤色具有苍白、青紫和潮红三相变化，常伴有麻木针刺感。发作间歇期，指（趾）可有疼痛和酸麻烧灼感。由于长期反复发作，营养障碍，指（趾）端出现浅表性坏死或溃疡，疼痛比较剧烈。

2. 多发性大动脉炎

好发于青年女性，其病变主要侵犯大血管，如主动脉弓及其分支等，临床上多以上肢、脑部缺血为主要症状，少数病例同时累及下肢动脉。颈动脉区、锁骨下动脉区、腹主动脉区、股动脉区压痛。受累动脉远端的动脉搏动减弱，甚至消失。有血管杂音，血压降低，甚至测不出。严重者可发生肢端坏疽。

3. 血管型白塞病

该病以细小血管炎为病理基础，口、眼、生殖器、皮肤症状为主。多有关节痛和结节性红斑而易误诊为风湿性关节炎或类风湿性关节炎。关节症状发生率为 50% ～ 60%，但无功能障碍，也不遗留骨、软骨的破坏或畸形。

4. 结节性多动脉炎

其病变很广泛，常累及内脏，特别是肾脏，并有特征性沿动脉排列的皮下结节，大小如黄豆，有压痛和嗜酸性粒细胞增多以资鉴别。

5. 过敏性血管炎

该病局限于皮肤的小血管炎症。在过敏性血管炎的范围中为一种独特的类型：①好发于小腿下 1/3 处，其次见于下肢、臀部、躯干等处，对称分布；②皮损特点为多形性，表现为紫斑、瘀斑、斑丘疹、血疱、溃疡、结节坏死性损害或网状青斑等，皮肤损害可多达数百个；③可有发热、关节痛、血沉快等全身症状；④活组织检查，病理特点：类纤维素性坏死，开始于血管内膜或内皮下基质，然后波及整个血管壁，并伴有显著多形细胞反应及多数嗜酸性粒细胞浸润。

五、治疗

（一）药物静脉滴注疗法

（1）刺五加注射液 60 ～ 80 mL，加入生理盐水或 5% 葡萄糖注射液 500 mL 中，静脉滴注，每日 1 次，15 次为 1 个疗程。

（2）蝮蛇抗栓酶 0.75 ～ 1 U，加入生理盐水或 5% 葡萄糖注射液 500 mL 中，静脉滴注，每日 1 次，15 天为 1 个疗程。首次应做皮肤过敏试验。

（3）消栓灵注射液 0.84 ～ 1.12 U，加入生理盐水或 5% 葡萄糖注射液 500 mL 中，静脉滴注，每日 1 次，15 天为 1 个疗程。首次应做皮肤过敏试验。

（4）清开灵注射液 60 ～ 80 mL，加入生理盐水或 5% 葡萄糖注射液 500 mL 中，静脉滴注，每日 1 次，15 天为 1 个疗程。

（5）脉络宁注射液 40 mL，加入 10% 葡萄糖溶液 500 mL 中，静脉点滴，每日 1 次，15 天为 1 个疗程。有补益肝肾，养阴清热，活血化瘀之功效。

（二）外治疗法

1. 熏洗疗法

应用活血消肿洗药、活血止痛散等，煎汤，趁热熏洗患肢，每日2次。

2. 酊剂疗法

应用熏洗药物熏洗患肢后，用黄马酊、丹参酊外涂患处，每日3～4次。

3. 贴敷疗法

（1）镇江膏外贴于相应穴位或疼痛部位。具有祛风止痛，舒筋活血，祛瘀消肿的作用。

（2）东方活血膏方法：先用乙醇或生姜片在患处或相关穴位轻擦至红润为度，将膏药薄膜揭下，微火或用热水袋加温至软后贴敷，2贴为1个疗程。具有活血化瘀，疏风散寒，解痉镇痛等作用。

（三）其他治疗

类风湿关节炎的药物治疗主要有非甾体类消炎止痛药（也称第一线药物）和控制病理进展的、慢作用抗风湿病药物（也称第二线药物），如氯喹、氨甲蝶呤、金制剂、青霉胺及其他免疫抑制剂等药物。糖皮质激素不为首选药物，只在全身症状较明显、关节滑膜炎症较重时为改善症状而使用。因为糖皮质激素并不能改变类风湿关节炎的病理进程。有血管炎者可适当应用糖皮质激素、细胞毒药物或两者合用。但对于几乎没有危及生命的症状，不宜过度治疗。

1. 急性期治疗

（1）非甾体类抗炎药。

吲哚美辛25～50 mg，每日3次，口服。

吡罗昔康每次20 mg，每日1次，口服。

布洛芬0.2～0.48/次，每日4次，口服。

双氯芬酸25 mg，每日3次，口服。

扶他林肠溶糖衣片（双氯芬酸钠）25 mg，每日3次，口服。能解除关节疼痛，改善关节活动能力，是一种较为有效的抗炎新药。

扶他林乳胶剂（双氯芬酸二乙胺盐）每日3～4次，每次用量大致相当于樱桃到胡桃的体积大小。局部涂布，通过皮肤被人体吸收，由于乳胶剂的凉爽作用使患者立刻产生疼痛缓解的感觉。

（2）肾上腺皮质类固醇激素：尤其在类风湿性血管炎急性活动期及高热期，可用肾上腺皮质类固醇激素治疗，用中等剂量或大剂量有效。也有人主张中等剂量的皮质类固醇激素及环磷酰胺合并应用，能收到较好的疗效。

泼尼松5～10 mg，每日3次，口服。症状改善后，改为维持量，每日1次泼尼松5 mg（生理剂量），然后逐渐微减至停服。

地塞米松20～30 mg，每日1次，静脉滴注，逐渐减量，应用7～10天。

倍他米松1 mg，每日3次，口服。3天后逐渐减量，一般服用15天左右。

（3）金制剂：金诺芬3 mg，每日2次，口服。需定期检测尿常规、肾功能。

（4）D- 青霉胺：每日300 mg，口服。以后每两周增量1次300 mg，至每日1 800 mg为止，疗程12个月。若效果好，则可减量，直至维持量，每日125 mg即可。该药毒性大，起效慢，约在 6 周后起效，以小剂量、慢慢加为原则。每隔 2 周检查血、尿常规。若白细胞低于 4.0×10^9/L（4 000/mm³），血小板低于 80×10^9/L（8 万 /mm³），或尿蛋白每天超过 1 g，或出现血尿者，均应停药。不良反应以白细胞、血小板降低为最多见，其次是皮疹，以斑丘疹或多形皮疹多见；发热、胃肠道功能紊乱，均在初服时出现，停药后，对症处理即愈。蛋白尿出现多在治疗到第 4 ~ 18 个月时，停药后，个别病例蛋白尿可逐渐减少或消失，有时可长达 1 年。味觉丧失约在 6 周后发生，与锌的排泄有关，给予葡萄糖酸锌补充即可。临床上见到味觉改变，说明其效果已到，再过 1 个月，味觉自行恢复。

（5）免疫抑制剂：能改善症状，适用于严重类风湿性血管炎活动时，如免疫复合物升高、低补体血症及高滴度类风湿因子。

硫唑嘌呤每次 < 25 mg，每日 2 ~ 3 次，口服。症状好转后，渐减量，以原剂量的 1/2 ~ 1/3 维持 3 ~ 6 个月或更长。不良反应为恶心、呕吐，皮疹，药物热，肝损害，黄疸，白细胞减少。用药期间应定期检查血、尿常规及肝、肾功能。

环磷酰胺每次 < 50 mg，每日 2 次，口服。症状好转后，渐减量，以原剂量的 1/2 ~ 1/3 维持 3 ~ 6 个月或更长。不良反应为恶心、呕吐，脱发，白细胞、血小板减少，甚至血尿、闭经、精子生成缺陷等。不良反应比硫唑嘌呤多，而且较严重。用药期间应定期检查血、尿常规及肝、肾功能。

（6）氯喹：每日 25 mg，口服。疗效一般在治疗 1 ~ 3 个月后出现。服药前应先作眼科、心电图检查。不良反应为胃肠道症状，恶心、呕吐，食欲缺乏，视力模糊，容易引起视网膜病变及心功能不全等。

（7）氨苯砜：治疗可能有效。

（8）胸腺素：30 mg 加入 5% 葡萄糖液 500 mL 内，每日 1 次，静脉滴注，15 天为 1 个疗程。

（9）如有末梢急性缺血改变和有小的坏死灶，可选用下列药物，使周围循环得到改善。

尿激酶 10 ~ 20 万 U，加入生理盐水 250 mL 中，静脉点滴，每日 1 次，10 天为 1 个疗程。

阿司匹林 25 mg，每日 3 次，口服。

双嘧达莫 25 ~ 50 mg，每日 3 次，饭后口服。

低分子葡萄糖酐 500 mL，静脉点滴，每日 1 次，15 天为 1 个疗程。

曲克芦丁 1 500 ~ 2 000 mg，静脉点滴，每日 1 次，15 天为 1 个疗程。

前列腺素 100 ~ 200 g，静脉点滴，每日 1 次，15 天为 1 个疗程。

2. 慢性期治疗

由于类风湿性血管炎主要是细小血管炎症，所以肢体末梢血液循环改善比较困难。

溃疡和坏疽的处理按慢性动脉闭塞性疾病缺血性肢体的治疗原则进行治疗。对于各脏器的损害，上述方法同样有效，还应该根据情况给以相应的治疗。对类风湿性关节功能的改善，应拟订长期治疗计划，以防止血管炎复发或恶化。

（四）手术治疗

如发生趾、指坏疽者，应施行坏死组织切除术；严重肢体坏疽感染，应在积极治疗的基础上，施行截肢手术。

第二节　白塞病血管炎

白塞病血管炎是白塞病的一种并发症。白塞病是一种慢性进行性疾病，其基本病理改变即是血管炎症，多侵犯皮肤、口腔、生殖器、眼、关节等处细小血管，以虹膜睫状体炎、口腔溃疡、生殖器溃疡三联征为表现特点。当血管炎症病变侵犯大血管时，病情较重，称为白塞病血管炎，又称血管型白塞病或综合征。

一、病因与发病机制

（一）病因

尚不清楚，目前认为与多种因素有关：

1. 感染

慢性持续性病毒感染与发病有关，病毒不是直接发病因素，可以诱发自身免疫反应，或与结核菌感染、链球菌感染等有关。

2. 遗传

近年来，研究表明，本病与HLA-Bs、HLA-B51相关联。发病有明显的地域性和家族性，以男性发病居多，有免疫遗传因素。

3. 环境因素

考虑与环境污染及微量元素铜的摄入较高有关。

（二）发病机制

白塞病的发病机制尚未阐明，患者存在以下异常。

1. 免疫异常

某些患者血清中发现有抗内皮细胞抗体等多种抗自身组织抗体，血管中可查到C_3沉积以及细胞免疫功能的紊乱。

2. 中性粒细胞功能亢进

表现为：①趋化性增强；②游走及黏附能力增强；③吞噬功能增强，各种介质产生增多。

3. 血管内皮细胞损害和功能紊乱

血管内皮细胞的损害和功能紊乱，将介导更复杂的病理生理改变。如通过释放过多的内皮素使血管收缩；前列环素生成的减少，可促发血栓形成，管壁通透性增强，出现渗出性改变等。

总之，本病的发病机制是在遗传因素的基础上，血管受到病毒、链球菌、结核杆菌等感染的同时，机体免疫系统功能紊乱，对自身血管组织产生免疫损伤的复杂的过程。

二、临床表现

多发生于20～40岁，50岁以上发病少见，男女比例约为3：4。有轻度家族聚集发病趋势。

（一）血管损害

全身各部位血管均可受累，静脉多于动脉，小血管多于大血管，基本病变为血管炎，导致动脉阻塞、静脉阻塞和动脉瘤形成。血管的损害多在临床表现三联征（眼、口、生殖器三联征）

出现之后才发生。但三联征往往不是同时出现，而是只有其中一个或两个，并且以被侵犯的其他器官为主要临床表现。①静脉病变：主要是静脉血栓形成和血栓性静脉炎。可出现下腔静脉阻塞综合征、上腔静脉阻塞综合征、布—加综合征、下肢深静脉血栓形成等。血栓性静脉炎多发生在下肢，呈游走性，一般在两周左右自行消失。有时伴有小腿溃疡。颅内硬膜窦血栓性静脉炎可致颅内高压等；②动脉病变：主要表现为动脉瘤、动脉狭窄和闭塞。如出现血栓性动脉内膜炎，可导致管腔狭窄、闭塞，从而引起缺血表现。动脉闭塞多发生于锁骨下动脉和肺动脉。大动脉受累时表现为多发性的大动脉炎症，易误诊为多发性大动脉炎。如累及颈总动脉，可引起偏瘫；累及锁骨下动脉，为无脉症；累及肾动脉，出现继发性高血压；肢体动脉受累，可出现肢体缺血坏死等。

1. 静脉病变

主要是静脉血栓形成和血栓性静脉炎。可出现下腔静脉阻塞综合征、上腔静脉阻塞综合征、布—加综合征、下肢深静脉血栓形成等。血栓性浅静脉炎多发生于下肢，呈游走性，一般在两周左右自行消失。有时伴有小腿溃疡。颅内硬膜窦血栓性静脉炎可致颅内高压等。

2. 动脉病变

白塞病并发动脉病变主要表现为动脉瘤、动脉狭窄与闭塞。

（1）血栓性动脉内膜炎可导致管腔狭窄、闭塞，从而引起缺血表现。动脉闭塞多发生于锁骨下动脉和肺动脉，发生率为26%。大动脉受累时表现为多发性的大动脉炎症，易误诊为多发性大动脉炎。如累及颈总动脉，可引起偏瘫；累及锁骨下动脉，为无脉症；累及肾动脉，出现继发性高血压；肢体动脉受累，可发生肢体缺血坏死等。

（2）动脉瘤形成，据文献报道，占动脉瘤疾病的20%～50%。动脉瘤多发生于髂股动脉、锁骨下动脉与腹主动脉，也有个别白塞病合并 Valsalva 窦动脉瘤及肺动脉瘤的报道。如动脉瘤破裂大出血可致死亡或形成夹层动脉瘤。

（二）口腔损害

要是口腔溃疡，多为首发症状。溃疡分布于舌尖及其边缘、齿龈、上下唇内侧和颊黏膜等处，重症者可累及咽喉部。单发或多发，一般3～5个，米粒至黄豆大小，圆形或不规则形，边缘清楚，表面有淡黄色覆盖物，周围可见红晕，多于1～2周内痊愈，但易反复发作。

（三）眼部损害

男性患者易出现且症状较重。可先累及一侧而后累及对侧，眼球各组织均可受累，如角膜炎、角膜溃疡、疱疹性结膜炎、视网膜血管病变，很少伴有前房积脓性虹膜睫状体炎。各种眼组织损害的最终结果，影响视力以至失明，或继发白内障及青光眼。

（四）生殖器损害

生殖器的皮肤、黏膜均可发生溃疡，占66.8%。溃疡面积较大而且深，数目少，疼痛，愈合慢。但反复发作次数少，有时候隔几年发作一次，愈后可留瘢痕。男性还可发生睾丸炎、附睾炎等；女性发生阴道内溃疡大出血。

（五）皮肤损害

可发生脓疱疮、毛囊炎、多形性红斑，以及较特殊的 Sweet 病样损害。以结节性红斑最为多见，多发生于小腿，为蚕豆至胡桃大小不等，消长迅速，伴有发热。皮肤针刺反应阳性：注射针孔处发生红色小丘疹或无菌性脓疱，约 1 周消退。针刺反应与疾病活动有明显关联，可作为诊断白塞病的重要线索和依据。

（六）心脏损害

可发生心肌炎、心内膜炎、心瓣膜病、心包炎、心律失常、心脏扩大、心功能不全、心绞痛、心肌梗死等，此时称为心脏白塞病，此类患者对洋地黄类强心剂、利尿剂、血管扩张剂疗效差，而对激素疗效显著。

（七）关节损害

常累及膝、踝、腕关节，其表现类似风湿性关节炎或类风湿性关节炎，但通常无功能障碍，也不遗留软骨的破坏或畸形。

（八）消化道损害

自口腔至肛门均可受累，主要为溃疡性病变，发病率在 8.4%～27.5%。回盲部病变最为多见，溃疡常导致出血、穿孔、腹膜炎而施行紧急手术，是致死原因之一。

（九）神经系统损害

大脑、中脑、脑干、小脑、脊髓、脑膜、脑神经和脊神经均可受累，临床表现因病变部位不同而异。

（十）其他症状

可见低热或高热，一般在 38℃左右，少数患者可达 40℃。发热的同时可有全身不适、头痛、头晕等症状。

本病多呈慢性经过，呈周期性加剧或缓解。其预后根据病变累及组织器官而有所不同，累及眼睛者国外报道失明率达 25%；发于心脏、大血管、消化道和神经系统等部位者，病情一般较重。神经系统一旦损害，预后不良，多在 1 年内死亡；严重心脏白塞病可致心力衰竭、心肌梗死而死亡；消化道溃疡常导致出血、穿孔、腹膜炎，也可致死；血管白塞病特别是腹主动脉瘤破裂也是致死的重要原因之一。多系统受累者，预后差。

三、辅助检查

除了临床表现外，尚有一些辅助检查可资参考。

（一）实验室检查

白塞病缺少特异性的实验室检查。

血常规检查：在活动期外周血白细胞轻度升高，后期有贫血。

血沉及 C- 反应蛋白：在活动期血沉增快及 C 反应蛋白阳性。可用来判断本病的活动程度及药物治疗效果。

免疫学检查：免疫球蛋白正常或升高，部分患者血清中存在抗内皮抗体、抗黏膜抗体等。T 总细胞（CD3$^+$）、辅助性 T 细胞（CD4$^+$）百分率明显下降，抑制性 T 细胞（CD5$^+$）轻度下降，从而 CD4$^+$/CD8$^+$ 细胞比值降低不明显，提示机体的细胞免疫功能下降及免疫调节功能紊乱。

血小板功能：数目无明显变化，黏附功能无明显变化，聚集功能增强。

纤溶活性：纤溶活力下降，第Ⅷ因子和纤维蛋白原升高，血管内皮损害。

（二）影像学检查

X 线检查：胸透可见上腔静脉阻塞者右上纵隔增宽影像。

CT：对腹主动脉瘤的诊断帮助最大。还可通过上纵隔血管影增宽影像协助诊断上腔静脉阻塞综合征。

血管造影检查：可见相应血管狭窄或阻塞以及血管瘤样变的影像。

彩色多普勒超声：对大中动静脉病变是较好的无创面性诊断手段，可见到明显异常改变。

四、诊断与鉴别诊断

（一）诊断标准

根据以下诊断标准结合血管病变即可诊断为白塞病血管炎。应详尽询问病史，认真查体，注意特异性临床表现和皮肤针刺反应以资诊断。

1. 日本1987年修订白塞病诊断标准

（1）主要症状：①反复口腔阿弗他溃疡；②皮肤病变结节红斑、皮下血栓性静脉炎、毛囊炎样皮疹、痤疮样皮疹；③眼病变虹膜睫状体炎、视网膜炎；④外阴溃疡。

（2）次要症状：①无畸形关节炎；②附睾炎；③回盲部溃疡为主的消化系统病变；④血管病变；⑤中度以上的中枢神经病变。

（3）诊断标准：①完全型病程中有4个主要症状出现；②不完型 A. 病程中有3个主要或2个次要症状；B. 病程中有典型眼病变及另一主要症状或2个次要症状；③可疑者有主要症状出现，但尚不够诊断标准，或者是反复出现次要症状并有恶化倾向；④特殊类型肠白塞病、血管白塞病、神经白塞病。

（4）有助于诊断的方法：①皮肤针刺反应；②炎症反应迹象血沉上升，血清 CRP 阳性，外周血白细胞增多；③ HLA-B$_{51}$（B$_{51}$）阳性。

2. 国际白塞综合征委员会诊断标准（1989年）

（1）反复口腔溃疡由医师观察到或患者很肯定地述说有阿弗他或疱疹性溃疡，在1年内反复发作3次。

（2）反复生殖器溃疡由医师观察到或患者很肯定地述说生殖器有阿弗他溃疡或瘢痕，尤其是男性。

（3）眼病葡萄膜炎［前和（或）后］、裂隙灯检查时玻璃体内可见有细胞、视网膜血管炎。

（4）皮肤病变结节性红斑、假性毛囊炎、脓性丘疹、痤疮样皮疹（未服用泼尼松类药物而出现者）

（5）针刺试验阳性以无菌20号或更小针头，斜行刺入皮内，经24～48小时后由医生看结果判定。

凡有反复口腔溃疡并伴有其余4项中2项以上者，可诊断为本病。其他与本病密切相关并有利于诊断的症状有关节痛（关节炎）、皮下血栓性静脉炎、深部静脉栓塞、动脉栓塞和（或）动脉瘤、中枢神经病变、消化道溃疡、附睾炎和家族史。

（二）鉴别诊断

1. 急性女阴溃疡临床特点如下

（1）发生在女性生殖器的急性溃疡，多在小阴唇内侧面，以青年妇女为多。

（2）坏疽型溃疡常有高热及其全身症状，性病型溃疡全身症状多不显著。

（3）伴发下肢结节性红斑与口腔溃疡。

（4）一般数周内痊愈，常复发。

（5）溃疡分泌物中易查出肥大杆菌。

（6）并无大中血管病变。

2. 结节性多动脉炎

血管病变也较为广泛，同样也没有白塞病的三联征。

3. 下肢深静脉血栓形成

仅有深静脉血栓形成的症状和体征，而没有白塞病三联征。

4. 渗出型多形红斑

皮肤病变有结节性红斑、丘疹，而白塞病皮肤出现多形性红斑、丘疹、水疱、糜烂等。

5. 瑞特病（Raiter's disease）

多见于男性，结节性红斑、丘疹等，眼部病变较重，如前房积脓性虹膜睫状体炎及视网膜脉络膜炎。

6. 血栓闭塞性脉管炎

青壮年男性患者居多，血管病变多局限于四肢，尤其是下肢的中小动静脉，以肢体缺血表现为主，可发生肢端坏疽，但没有白塞病的三联征。

7. 多发性大动脉炎

青年女性多发，病变主要累及主动脉弓及其主要分支，亦可累及胸、腹主动脉及其分支，可伴有游走性关节疼痛、低热、乏力、血沉增快，或有高血压，但并无白塞病三联征。白塞病合并动脉闭塞的好发部位为锁骨下动脉，其表现为无脉症，易误诊为多发性大动脉炎。

五、治疗

（一）药物静脉滴注疗法

脉络宁注射液 20 mL，加入 10% 葡萄糖溶液 500 mL 中，静脉点滴，每日 1 次，14 天为 1 个疗程。可扩张血管，增加肢体血液流量，改善血液循环；降低血小板聚集性，延长血液凝固酶原时间，提高纤溶活性，降低纤维蛋白原含量，降低血液黏度，预防血栓形成；改善微循环，调节机体免疫功能。有补益肝肾，养阴清热，活血化瘀之功效。

复方丹参注射液 10～16 mL 加入 5% 葡萄糖 250 mL 中，静脉滴注，每日 1 次，14 天为 1 个疗程。治疗血栓性静脉炎或闭塞性动脉炎。

前列腺素 E_1 100 mg，加入生理盐水 500 mL 中静脉滴注，每日 1 次，连续 15 天为 1 个疗程。具有扩张血管，抗血小板聚集作用。

尿激酶 30 万～60 万 U，加入生理盐水或 5% 葡萄糖注射液 250 mL 中静脉滴注，每日 1 次，连续应用 5 天。适用于急性动静脉血栓形成者。

降纤酶 0.75 U 加入 5% 葡萄糖注射液 250 mL 中静脉滴注，每日 1 次，14 天为 1 个疗程。治疗血栓性静脉炎或闭塞性动脉炎。

（二）辅助治疗

1. 一般治疗

急性发作期应休息，加强营养，避免进食刺激性食物，积极去除病因。

2. 药物治疗

（1）控制感染：病灶积极治疗伴发的感染，如单纯疱疹、扁桃体炎、结核病等。

（2）糖皮质激素：急性发作期，大中血管炎症病变显著及高热时，可短期使用地塞米松 10～20 mg，静脉滴注，或泼尼松每日 60～80 mg，口服，以缓解症状，病情控制后，即速减量。

（3）免疫调节剂：肾上腺皮质激素同时联合应用免疫抑制剂，一方面可加快病情缓解；另一方面可减少激素用量及其不良反应。一般应用 3～6 个月，剂量可酌减。应定期复查白细胞。常用药物有：

硫唑嘌呤 50 mg，每日 3 次，口服。

环磷酰胺 50 mg，每日 2～3 次，口服。

此外，干扰素、转移因子、D- 青霉胺、左旋咪唑等免疫调节剂具有一定辅助治疗作用。

（4）非甾体类抗炎药：吲哚美辛、布洛芬、双氯芬酸、奈普生等。具有消炎止痛退热作用。

（5）白细胞功能抑制剂：秋水仙碱 0.5 mg，每日 2 次，口服。具有抗中性粒细胞趋化作用，也有一定免疫调节作用。

（6）改善血液循环药物：合并动静脉血栓形成者，可应用抗凝、溶栓、降纤及抑制血小板药物进行治疗。抗凝治疗如肝素、华法林等。阿司匹林、双嘧达莫、吲哚美辛口服。

（7）其他：身体衰弱者，可反复少量输血，应用丙种球蛋白 3～6 mL，每 15 日肌内注射 1 次。

（三）外治疗法

1. 酊剂疗法

黄马酊外涂患处，适用于肢体出现血栓性浅静脉炎和结节性红斑者。丹参酊外涂患处，适用于肢体出现血栓性浅静脉炎和结节性红斑者。

2. 熏洗疗法

活血消肿洗药熏洗患肢，适用于肢体缺血、瘀血者。硝矾洗药适用于肢体出现血栓性浅静脉炎和结节性红斑者。

（四）手术治疗

动脉瘤应及时手术切除，以防破裂引起大出血死亡。肢体坏疽者，必要时行趾（指）部分切除缝合术或截肢术。

第三节　血管损伤

血管损伤的诊断和治疗在第二次世界大战期间才为外科医师所重视，并得到飞速的发展。在和平年代，随着交通和工农业机械化生产的发展，血管损伤的发病率有增高趋势。血管损伤是血管外科常见的急症，其发病率在国内外文献均无明确的流行病学数据。在我国，临床上血管损伤的病因多见于交通意外、机械原因以及医源性损伤，而枪弹伤比较少见。随着介入诊断和治疗技术的进步和广泛开展，医源性血管损伤的发病率明显增加，有国外文献报道医源性血管损伤占整体发病率的 0.5% ～ 20%。

一、病因和发病机制

按照损伤原因血管损伤可以分为：锐性损伤、钝性损伤和医源性损伤。

（一）锐性损伤

多为"开放性损伤"，多见于刀刺伤和枪弹伤。锐性创伤导致血管破裂或完全断裂，可以导致活动性出血，在临床上比较容易被发现和诊断。国外文献报道其发生率为 50% ～ 90%，国内尚无大宗的流行病学报道。

（二）钝性损伤

多为"闭合性损伤"，多见于冲撞伤、挤压伤以及骨折和关节脱位等。可以导致广泛的血管内膜损伤。损伤与解剖位置关系密切，临床上多见躯干和四肢的血管钝性创伤，而颈部血管损伤少见。严重的骨骼创伤会增加血管钝性损伤的风险，胸部大血管钝性损伤多伴有第一肋骨、胸骨或肩胛骨骨折；髂动、静脉损伤多伴有骨盆骨折；长骨骨折或关节脱位可以导致局部的血管损伤，有报道约 23% 的膝关节脱位会合并腘动脉损伤。血管钝性损伤多同时合并其他器官的严重创伤，因此血管损伤容易被临床医师漏诊。

高处坠落伤或交通事故引起的疾驰减速伤可导致降主动脉起始部损伤和肝的矢状外伤，可同时合并下腔静脉损伤。大血管损伤多伴有脊髓损伤、肺挫伤、颅脑损伤和腹腔内脏损伤等，伤情复杂。约 80% 患者死于现场，幸存者有 2% 可发展为创伤性假性动脉瘤。

（三）医源性损伤

随着中心静脉穿刺、动脉内球囊反搏（IABP）等技术的大量应用以及导管诊断和治疗的广泛开展，血管穿刺已经成为医源性血管创伤的最主要原因。介入操作导致的医源性血管损伤大致可以分为血管内异物、血管破裂损伤和导致肢体缺血的损伤。其中穿刺部位出血和血肿、假性动脉瘤以及动静脉瘘多见，血栓形成、栓塞、动脉夹层形成和血管内异物发生率相对较低。医源性血管损伤部位以常作为穿刺入路的股动脉最为多见，其次为肱动脉。损伤原因与下列因素有关。

（1）介入操作在具有微创优势的同时，由于非直视下操作和监视器视野较小，与外科手术相比具有很大的盲目性。

（2）术中违规或粗暴操作，是导致血管内异物和破裂损伤的最主要原因。

（3）介入操作导致血管损伤的危险性与导管的直径相关，文献报道介入诊断导致血管损伤的发病率仅为 0.5%，而介入治疗导致的发病率为 10%。这也是导致婴幼儿在介入术后股动脉血栓形成多发的主要原因。

（4）其他影响因素：高龄、女性、同时接受抗凝治疗、伴有严重的动脉硬化性疾病以及肥胖等。

二、临床表现

锐性血管创伤诊断比较容易，开放性创口可有大量活动性出血，搏动性鲜红色出血提示动脉出血；持续的暗红色血液涌出则提示静脉出血。闭合性创伤局部可发现异常肿胀或肿物，可有进行性增大，局部可以触及搏动、震颤，可闻及血管杂音。损伤远端组织和肢体有缺血性改变：苍白、发凉、皮温低、麻木和疼痛。动脉搏动减弱或消失；有部分病例仍可触及动脉搏动，可能为动脉部分闭塞或传导性搏动。出血量大者可伴有失血性休克。

部分血管损伤在病变早期可以没有明显临床表现，血管钝性创伤多为闭合性创伤，更容易被忽略。对于损伤部位有重要血管走行、创伤机制容易

导致血管损伤以及伴有局部神经损伤表现者，应高度怀疑有血管损伤的发生。在体检时应特别注意皮温、皮色及动脉脉搏情况，并注意观察有无活动性出血的征象，对可疑者酌情立即行影像学检查或手术探查。

血管损伤多合并其他脏器的损伤，其临床表现多样、复杂。

三、辅助检查

（一）彩色超声多普勒

是无创的检查手段。可以准确地探查血流信号，包括血流通畅与否、血流方向、血流速度和阻力指数等，以及血管腔内有无血栓形成和血管壁的情况。对于血管创伤可以准确地诊断血管破裂、动脉内膜撕脱形成活瓣、血栓形成导致血管闭塞、假性动脉瘤和动静脉瘘等。此项检查准确与否同操作者的经验和技术有很大的关系，其诊断准确率可以达到 90% 以上。

（二）CT 动脉成像（CTA）和磁共振动脉成像（MRA）

可以快速地施行并准确成像，对于诊断血管损伤很有帮助。单纯的 C.T 增强扫描早已被认为是诊断胸部大血管损伤的首选方法。近年来，随着 CTA 和 MRA 的广泛应用，其血管成像诊断肢体近端大、中血管损伤的敏感性高达 95.1%，特异性是 98.7%。此项检查敏感性高，即使对局部动脉内膜的损伤也可以清晰显示。与血管造影相比较，CTA、MRA 更为快速、准确；可以三维的显示血管情况；同时还可以显示血管周围组织和血肿的情况，对确定诊断和制订治疗方案具有指导意义，已有逐渐替代血管造影的趋势。

（三）动脉造影

可以清晰地显示血管损伤的部位、范围、损伤性质、血管流入道和流出道以及侧支循环建立的情况。对于一些病例在血管造影的同时可以施行血管腔内修复术治疗或放置阻断球囊控制出血，为进一步的外科手术治疗提供帮助。

血管造影具有局限性，特别是对假性动脉瘤的诊断，由于瘤体内附壁血栓的影响，动脉造影只能显示动脉腔内血流的情况，不能显示血管周围的软组织，不能确定瘤体与周围组织的关系，无法为制订外科手术方案提供更多的帮助；血管造影多需要比较长时间的准备工作，而且造影剂黏稠，有延误治疗时机和加重肢体缺血的可能，因此对于动脉创伤的诊断并不是必需的。有些动脉断裂的创伤，由于动脉强烈痉挛，其断端可以继发血栓形成，在造影时只表现为动脉的中断，并无造影剂外漏，此时切忌试图导管溶栓或导管通过动脉中断处，以避免造成严重的出血。

（四）无创血管检查

可以准确地进行 Doppler 动脉波形描记和阶段测量肢体收缩压。对于怀疑有血管损伤的肢体，如果无创血管检查描记动脉波形低平、损伤侧 / 肢比 [一侧肢体的最高踝部压力与最高的腘动脉压之比（ABI）] 小于 1.0，在排除慢性动脉闭塞性疾病的前提下，则提示有动脉损伤的可能。

四、诊断及鉴别诊断

血管损伤的诊断和治疗是否及时对预后有很大的影响。早期诊断可以提高治愈率，而延误治疗是致死或致残的重要原因。

依据创伤的性质、损伤部位、出血的征象以及缺血性改变或肢体肿胀等临床表现，血管锐性损伤多容易诊断。对于血管钝性损伤或合并其他创伤时，诊断多比较困难。以下情况多提示有血管损伤的发生：不明原因的休克；持续或反复出现的活动性出血的征象；异常的血管杂音或震颤；血肿进行性增大或有搏动性；损伤远端肢体或组织缺血表现；血管走行区域的损伤等。

快速和有效的影像学检查可以帮助诊断和确定治疗方案。在紧急的情况下尽早手术探查是挽救生命的唯一方法，切忌只为明确诊断而延误治疗时机。

肢体缺血引起的神经损伤可导致运动障碍和袜套样分布的皮肤感觉障碍，而单纯的神经损伤其感觉异常是以该神经所支配区域分布的。

创伤性动静脉瘘多有外伤史，瘘口多单一，影像学检查可发现明确的动静脉瘘口。先天性动静脉瘘先天发病，幼时多有表现，影像学检查很难发现明确的瘘口，病变弥漫，少有引起心功能不全者。

五、治疗

肢体热缺血 6 小时后会出现不可逆的坏死，其他重要脏器能够耐受缺血的时间更短，因此急性血管损伤的治疗原则是早期诊断、早期治疗，在进行诊断和抗休克治疗的同时应积极进行术前准备，以尽量缩短术前准备的时间。

（一）血管损伤的紧急救治

血管创伤的紧急救治包括快速判断伤情和有无伴随其他重要脏器的创伤，同时积极行抗休克治疗和快速、有效的控制出血。抗休克治疗是挽救患者生命和保存肢体的关键，抗休克治疗时切忌将血压提升过高，以避免增加出血，只要能够保证重要脏器的有效灌注即可。

在紧急情况下控制出血有以下方法。

1. 内转流管的应用

应用内转流管可以暂时快速恢复组织的血流灌注、缩短缺血时间，还可以同时有效的控制出血。在动静脉均存在破裂损伤时，应同时应用内转流管。在不能快速获得内转流管的情况下，可用无菌的硅胶或橡胶管临时替代。在转运过程中要注意转流管有无脱出和阻塞。其主要并发症包括加重血管内膜的损伤，导致栓塞和血管腔内继发血栓形成。

2. 结扎血管止血

结扎颈外动脉、锁骨下动脉第二段和髂内动脉不会导致严重的后果；在紧急情况下可以结扎单侧颈总或颈内动脉，但是可能会导致颅内缺血；结扎主要的肢体动脉多会导致严重的肢体缺血，并需要尽早行血管重建恢复血供。肢体静脉和下腔静脉可以结扎，但是会导致肢体肿胀；颈内静脉结扎多不会出现严重的后果，但有学者认为结扎右侧颈内静脉有导致严重脑水肿而致死的风险。

3. 局部包扎止血

局部包扎和压迫止血对静脉出血和骨盆出血有效；对于动脉损伤出血单纯局部包扎止血效果不佳，肢体血管损伤可应用止血带或驱血带控制出血。

（二）外科手术治疗

其治疗目的是迅速、有效的控制出血，挽救生命，重建血管恢复组织的血流灌注和静脉回流。

1. 控制出血

快速和有效的控制出血是治疗血管损伤的关键。有条件者术前动脉内可以放置球囊导管，阻断血流、减少出血，以利于外科手术时分离、显露血管。

对于位置表浅、易于显露和控制的中、小血管，外科手术可以直接探查损伤部位，控制出血。动、静脉联合损伤时，四头出血更难以控制，切忌盲目钳夹止血，以避免加重血管损伤，而增加手术的复杂性，在损伤的近、远端肢体应用止血带和驱血带，多可以有效地控制出血，获得干净的术野。对于解剖位置较深的动脉，如锁骨下动脉、髂动脉、股深动脉和腘动脉等创伤，术中可用 Fogarty 导管插入血管的破口，打起球囊阻断血流，就可以从容的分离和显露血管。

腹主动脉和髂动脉闭合性损伤时，后腹膜的张力对减少出血是很有帮助的，此时切忌直接探查损伤部位而导致灾难性的大出血，应首先控制其近、远端正常的动脉，必要时应左侧开胸控制降主动脉。对于胸主动脉损伤，必要时可以在体外循环机辅助下进行手术，旷置损伤动脉后，再行彻底止血和动脉重建。锁骨下动脉、髂动脉位置较深，周围解剖关系复杂，术中也应在控制其近、远端正常动脉后再探查损伤部位。

2. 动脉重建术

（1）局限的动脉破裂，可行动脉缝合术。

（2）动脉缺损较大，单纯缝合动脉破口会导致动脉狭窄或有张力时，应局部补片行动脉成形术。补片材料可采用自体静脉或人工材料。

（3）动脉完全离断以及动脉短段损伤，在彻底的切除损伤血管且对合无张力时，行动脉端—端吻合术。

（4）长段动脉损伤，应行动脉间位移植术或转流术。移植物可采用自体大隐静脉或人工血管。对损伤局部有感染风险者应采用解剖外途径的动脉转流术。移植血管材料应首选自体静脉。人工血管以聚四氟乙烯（PT-FE）材料抗感染性较强。

3. 主动脉损伤处理

多采用胸骨正中切口以及左侧第 4 或第 5 肋间后外侧切口。腹主动脉损伤多采用腹正中切口或胸腹联合切口。为确保胸主动脉阻断后脏器供血，可行左心房和股动脉间的体外转流，其转流量应在 20～50 mL/（kg·min）。如病情不允许可直接阻断损伤血管近远端，适用于手术时间在 30 分钟以内者。主动脉上的胸膜和腹膜的张力对减少出血是很有帮助，应在完全控制损伤部位近、远端的动脉后再打开胸膜或腹膜，以避免灾难性出血。动脉修补或重建方法见上述。伴有胃肠道损伤、腹腔感染严重者，不宜行人工血管移植，可行腋—股动脉旁路术。

4. 下腔静脉损伤的处理

多数腔静脉损伤可采用侧壁缝合法，前壁损伤可用侧壁钳部分阻断修复，静脉缝合后直径应大于原来的 50%；大的静脉壁缺损可应用自体静脉或人工血管补片修复，紧急情况下也可单纯结扎肾下腔静脉。

肾上和肝后下腔静脉损伤的死亡率可高达 48% ~ 61%，尤其是肝后下腔静脉损伤，常伴有主肝静脉撕裂伤，两者并存称为"近肝静脉损伤"。此时，手术显露损伤部位行修补术为最确切有效的方式，而显露损伤所需时间为决定死亡率高低的主要因素。肝后下腔静脉与肝静脉紧密相连，且肝静脉端极易撕裂，可尝试分离三角韧带和瓣状韧带，有时可从此解剖间隙中直接修复损伤的肝静脉和腔静脉。位置高暴露困难时须行胸腹联合切口，将腹正中切口向右上方延长经第 5 或第 6 肋间切开胸腔，于肝顶部切开膈肌之下腔静脉裂孔，显露肝上和肝后下腔静脉；另外也可将腹正中切口上端向上延于中纵隔，劈开胸骨，暴露前纵隔，可不切断膈肌。显露后应根据具体情况修补肝后下腔静脉，必要时可切除右半肝。

5. 术中注意事项

（1）动脉重建术前常规用 Fogarty 导管于损伤近、远端动脉内取栓，以保证动脉流入道和流出道的通畅；同时还可判断有无动脉狭窄或闭塞，是手术必需的步骤。

（2）术中要注意动脉内膜的损伤程度和范围，并根据这些情况来决定动脉重建的方式。如果动脉内膜与中层分离，应固定内膜断端，避免术后内膜形成活瓣阻塞血管或内膜继续剥离。动脉钝性损伤多会导致比较广泛的内膜挫裂伤，如果盲目地保留病变的动脉，术后容易继发血栓形成导致动脉重建手术失败。因此，应在完全切除或旷置病变段动脉的基础上再行动脉重建手术。

（3）创伤部位远端的肢体明显肿胀和张力增高者应怀疑有伴随的深静脉损伤或血栓形成。术前应建议患者放置下腔静脉滤器，预防术中、术后血栓脱落而发生致命性肺栓塞。深静脉重建前应常规应用 Fogarty 导管近端静脉取栓，采用挤压腿部肌肉的方法排出远端的血栓。

如组织或肢体缺血不严重，术中应先行动脉重建术再处理静脉，其优点在于缩短肢体缺血的时间；动脉重建术后可以保证足够的静脉回流血量，降低重建静脉再血栓形成的风险。如缺血严重应先重建静脉再处理动脉，其原因是静脉回流障碍导致组织间压力明显增高，而造成组织缺血更加严重，其危害程度更甚于主干动脉的闭塞。

（4）合并骨折或脱位时原则上应先行复位再重建动脉。但是对于肢体缺血时间长、程度重，且骨科手术时间长，有可能导致肢体不可逆的缺血损伤时，可以先重建动脉。在骨折复位、固定术后应再次仔细探查血管，注意有无破裂出血、扭曲、吻合口张力增高以及远端动脉的搏动情况等。

（5）血管损伤需急诊手术，多伴有大量的出血，通常无足够的应急血源保障。术中应用洗血球机（cell-saver）回收出血，将过滤后的红细胞回输体内，可以避免红细胞大量丢失，减少对外源性血液的需要。对于创口污染比较严重者应酌情应用。

（三）导管介入治疗

导管介入治疗血管损伤包括栓塞治疗和血管腔内修复术治疗。

1. 导管栓塞治疗

应用于不会导致组织严重缺血或影响功能的分支动脉，如髂内动脉等。比较常用栓塞材料有弹簧圈、吸收性明胶海绵和自体血栓等。

2.覆膜支架血管腔内修复术

可以用于治疗胸腹主动脉、髂动脉、锁骨下动脉以及颈动脉等血管损伤。与外科手术相比较其优势在于：微创、出血量少、操作相对简单和快速以及对麻醉的需求比较少。

对于一些特殊部位的血管创伤，血管腔内修复术治疗手段具有外科手术无法比拟的优势。例如，锁骨下动脉、髂动脉和胸、腹主动脉损伤，外科手术需要切断锁骨或开胸、开腹，甚至需要在体外循环机辅助下旷置损伤动脉后，再行彻底止血和重建损伤血管，手术创伤大、出血多。对于以上部位的假性动脉瘤或动静脉瘘等病例，由于病变部位粘连严重、解剖关系复杂、静脉压力高容易出血等原因，更增加了外科手术的难度，分离、显露和控制血管十分困难。而采用血管腔内修复术可以快捷、有效地封堵动脉破口，恢复正常血流。血管腔内修复术治疗胸主动脉损伤，可避免阻断主动脉，从而明显降低截瘫的发生率。

血管腔内修复术可以用于治疗比较局限的动脉破裂、动脉内膜损伤、夹层形成、假性动脉瘤以及动静脉瘘等血管损伤。下列情况不适于血管腔内修复术治疗：血管损伤部位或邻近有重要分支动脉者（如脊髓动脉、肠系膜上动脉和肾动脉等），覆膜支架放置会封堵这些动脉，而导致重要脏器缺血坏死；多发性胸腹部大血管损伤者；胸腹部大血管损伤伴有邻近脏器组织受压者。

血管腔内修复术治疗血管损伤也有不尽如人意之处：术后可能出现内漏；导致动脉栓塞、腔内血栓形成、支架移位以及支架破裂；在存在开放性损伤时，有覆膜支架被污染，甚至感染的风险；其远期疗效也尚待观察。

六、并发症

（一）急性肾功能不全

肢体缺血程度重、缺血时间长的病例，在动脉重建术后会有大量的毒性代谢产物被吸收入血，可以造成急性肾衰竭和其他重要脏器的损伤而危及生命。动脉开放前常规应用5%的碳酸氢钠；在生命体征平稳的前提下，可以阻断伴行的静脉并打开放血，以减少毒性物质吸收，放出的血液通过 cell-saver 回输；术后酌情早期预防性给予血液滤过治疗，24小时持续肾替代治疗（CRRT）效果更佳，可以有效地去除血浆中的肌红蛋白等毒性代谢产物，从而减轻对肾等重要脏器的损伤。

（二）骨筋膜综合征

是导致截肢的重要原因。多见于缺血时间较长、缺血严重肢体的再灌注损伤。早期预防性或及时行深筋膜切开减压，是挽救肢体的关键。预防性深筋膜切开减压的指征包括术前有肢体张力明显增高，术前有缺血性神经损伤，有严重软组织损伤，以及术后有静脉回流障碍者。

（三）脊髓缺血性损伤

胸主动脉阻断可引发脊髓缺血，导致截瘫。目前尚无明确的安全阻断时间。缩短主动脉阻断时间，采用低温、降低脑脊液压力，以及监测躯体运动或感觉诱发电位等措施有助于降低脊髓缺血的发生率。

（四）肺动脉栓塞

下肢静脉血栓可导致肺动脉栓塞。术前放置下腔静脉滤器、术后确切的抗凝治疗是有效的预防方法。严重创伤、脊髓和颅脑创伤后下肢深静脉血栓的发生率很高，术后应警惕之。腔静脉或右心房损伤时要警惕空气栓塞的发生。伴有腔静脉损伤时应先修复静脉损伤，再重建动脉。

总之，血管损伤具有较高的死亡率和致残率。血管损伤多伴有其他脏器或组织的损伤，伤情复杂；多属于血管外科的急症，需要紧急处理，术前很难做详细的检查来明确损伤的部位、性质和分支血管的情况等，治疗时对血管损伤的情况多不明确，盲目性大；手术时控制出血和进行血管重建困难；术后的治疗牵涉抗凝和防止出血以及脏器功能的保护等，围手术期治疗复杂，因此对血管损伤的诊断和治疗十分困难，需要血管科医师积极、谨慎处理。

第四节　颈动脉狭窄

颈动脉是将血液由心脏输送至头、面、颈部的大血管，是脑的主要供血血管之一。据文献报道，重度颈动脉狭窄患者，即便采用有效的药物治疗控制，2 年内脑缺血事件发生率也高达26% 以上；而 60% 以上的脑梗死是由于颈动脉狭窄造成，严重的脑梗死可导致患者残疾甚至死亡。故而，颈动脉狭窄已经成为当今社会危害人民健康的"头号杀手"之一。

一、病因病机

（1）颈动脉狭窄的病因主要有动脉粥样硬化、大动脉炎及纤维肌性发育不良等，其他病因如外伤、动脉迂曲、先天性动脉闭锁、肿瘤、夹层、动脉炎、放疗后纤维化等较少见。

（2）在西方，约 90% 的颈动脉狭窄性病变是由动脉粥样硬化所致。在我国，除动脉粥样硬化外，大动脉炎也是颅外颈动脉狭窄的常见病因。

（3）动脉粥样硬化所致的颅外颈动脉狭窄多见于中、老年人临床智障者，常伴存着多种心血管危险因素。

（4）动脉粥样硬化性狭窄在颈动脉系统最好发的部位为颈总动脉分叉处，其次为颈总动脉起始段，此外还有颈内动脉虹吸部、大脑中动脉及大脑前动脉等部位。

（5）头臂型大动脉炎造成的颅外颈动脉狭窄多见于青少年，尤其是青年女性。

（6）损伤或放射引起的颅外动脉狭窄，发病前有相应的损伤或接受放射照射的病史。

二、流行病学

（1）美国的统计数据显示：66 ～ 93 岁的人群中，50% 颈动脉狭窄的检查率为男性7% ～ 9%，女性 5% ～ 7%；重度颈动脉狭窄（> 75%），则男性为 2.3%，女性 1.1%。而在普通人群中，存在颈动脉斑块的患者约占 39%；内膜增厚，厚度超过 0.9 mm 的占 63%。

（2）在国内，我们还没有更为准确的数据，不过卫生部已经成立了脑卒中防治委员会，旨在筛查和控制卒中的发生，其主要职责就是筛查颈动脉狭窄，因为数据显示，20% ～ 30% 的缺血性脑卒中和颈动脉狭窄有关。我们期待着卫生部的流行病学研究结果。

三、临床表现

部分轻、中度颈动脉狭窄患者可无临床症状。对于临床出现与狭窄相关的症状者，称为"症状性颈动脉狭窄"。

症状性颈动脉狭窄的临床表现主要与血管狭窄导致的脑缺血相关。根据发病的时间特点可以分为短暂性脑缺血发作以及卒中，而这两者的主要区别在于患者的缺血症状是否可在24小时内完全缓解。可以完全缓解的为短暂性脑缺血发作，而不能完全缓解的为卒中。

颈动脉狭窄导致的缺血症状主要包括，头晕、记忆力、定向力减退、意识障碍、黑蒙、偏侧面部和/或肢体麻木和/或无力、伸舌偏向、言语不利、听不懂别人说的话等。

四、辅助检查

（一）多普勒超声检查

是目前首选的无创性颈动脉检查手段，不仅可显示颈动脉的解剖图像，进行斑块形态学检查，如区分斑块内出血和斑块溃疡，而且可显示动脉血流量、流速、血流方向及动脉内血栓等。诊断颈动脉狭窄程度的准确性在95%以上，是重要的筛查手段和干预后随诊评估手段。

（二）经颅多普勒超声检查

是另一项无创检查手段，可以检测颅内外动脉的病变，观察血流动力学的改变，临床符合率在90%以上。

（三）磁共振血管造影

是一种无创性的血管成像技术，能清晰地显示颈动脉及其分支的三维形态和结构，并且能够重建颅内动脉影像，对诊断和确定方案极有帮助。MRA突出缺点是缓慢的血流或复杂的血流常会造成信号缺失，夸大狭窄度。

（四）CT血管造影

方法是经血管注射对比剂，当循环血中或靶血管内对比剂浓度达到最高峰期间进行容积扫描，然后再行处理，获得数字化的立体影像。CTA已广泛应用于诊断颈动脉狭窄，可以作为术前诊断和制订治疗方案的重要依据。在某种程度上已有取代血管造影的趋势。

（五）数字减影血管造影（DSA）

尽管无创伤性影像学检查手段已越来越广泛地应用于颈动脉病变的诊断，但DSA仍被认为是诊断颈动脉狭窄的"金标准"。颈动脉狭窄的DSA检查应包括主动脉弓造影、双侧颈总动脉选择性正侧位造影、颅内段颈动脉选择性正侧位造影。DSA可以详细地评价病变的部位、范围、程度以及侧支形成情况。

五、颈动脉狭窄的筛查

（1）合并颈动脉狭窄的高危因素人群：年龄（>40岁）、长期吸烟、肥胖、高血压、糖尿病和高脂血症等，是心脑血管疾病的危险因素，这样的人群，应该进行颈动脉狭窄的筛选。

（2）高危人群：包括TIA和缺血性卒中患者、冠心病和下肢动脉硬化闭塞症的患者、体检中发现颈动脉血管杂音者，均应进行颈动脉狭窄的筛查。

（3）出现TIA、RIND或脑卒中症状患者，应立即行颈动脉系统的筛查。

六、诊断及诊断鉴别

（一）诊断

颈动脉狭窄的诊断主要依据患者的临床症状、体格检查以及影像学检查来确定。目前，主要应用于临床的影像学检查方法主要包括对血管的形态学检查以及对脑组织的检查两个方面；而对于斑块的性质以及血液流变学的影像学研究则为未来的研究方向。

（二）鉴别诊断

对于颈动脉狭窄的鉴别诊断，主要包括症状上的鉴别以及部位上的鉴别。症状上主要与其他脑内病变如：颅内占位、癫痫发作以及其他脑血管病等。部位上的鉴别则主要指合并其他血管狭窄性疾病时需要判断颈动脉狭窄是否为导致脑组织缺血的"责任血管"。

七、治疗

颈动脉狭窄的治疗主要包括危险因素的控制、药物治疗、手术治疗以及介入治疗。

（一）危险因素的控制

动脉粥样硬化性颈动脉狭窄常常是全身血管病变的一部分。因此，控制可以导致血管动脉粥样硬化的危险因素是颈动脉狭窄治疗的基础。主要包括：适当运动、控制体重、避免肥胖、戒烟、少饮酒、合理的控制血压、血糖、血脂等。

（二）药物治疗

药物治疗则主要包括稳定动脉粥样硬化斑块以及抗血小板聚集药物。临床上常用的为他汀类调脂药物以及阿司匹林和 / 或氯吡格雷。除此以外，药物治疗尚包括针对危险因素如高血压、糖尿病的药物治疗。药物治疗只能起到稳定动脉粥样硬化斑块，尽量减少血栓形成，减缓动脉粥样硬化的进展的目的，从而降低脑缺血事件的发生，并不能从根本上去除斑块，或是达到恢复脑组织血流的目的。

（三）手术治疗

手术治疗主要指颈动脉内膜切除术（CEA）。是目前唯一可以达到去除动脉粥样硬化斑块、重建正常管腔和血流的方法。到 20 世纪 80 年代，欧美许多中心开始对 CEA 进行系统研究，多项多中心大样本随机对照研究显示，CEA 对于重度颈动脉狭窄和症状性中度颈动脉狭窄的治疗效果明显优于药物治疗，现在，北美每年 CEA 可达到 17 万，已经成为治疗颈动脉狭窄的首选方案。是颈段颈动脉狭窄治疗的"金标准"。

（四）介入治疗

20 世纪 90 年代之后，随着设备和器械的进步，颈动脉支架血管成形术（CAS）逐渐开展和普及，并有取代 CEA 的趋势。颈动脉支架主要是以血管内介入技术为基础，采用球囊或是支架扩张颈动脉的狭窄部位，从而达到重建颈动脉血流的目的。

1998 年，英国率先设计开展了症状性颈动脉狭窄的 CEA 与 CAS 对比研究，但由于 CAS 技术尚不成熟，被安全委员会终止。2001 年，CAVATAS 研究公布了其研究结果，试验期间共计完成 253 例 CEA 与 251 例颈动脉狭窄的血管内治疗，结果显示，30 天内主要预后事件的发生率类似，颅神经病变在手术组明显较多，局部血肿少见于血管内治疗组，1 年后严重狭窄较多见于血管内治疗组，结论认为，二者的有效性和安全性相似，血管内治疗可以减少轻微并发症。之后，在 2003—2010 年，CARESS 研究、SAPPHIRE 研究、EVA-3S 研究、SPACE 研究、ICSS 研究和 CREST 研究等均报告了不同的结果，其中 SAPPHIRE 研究虽然认为二者在有效性和安全性方面没有显著性差异，但对于手术高危的特殊人群似乎更适于选择 CAS 治疗；EVA-3S 研究、SPACE 研究、ICSS 研究则更倾向于 CEA 治疗；CREST 研究是迄今为止最大一组国际多中心、随机、对照临床试验，美国 108 家及加拿大 9 家研究中心参与研究，旨在比较 CEA 与 CAS 在颅外段颈动脉狭窄中的治疗作用，自 2000—2008 年共纳入患者 2 522 名，进入最后临床分析的为 CAS 组 1 262 名患者及 CEA 组 1 240 名患者，平均随访时间为 2.5 年，CAS 及 CEA 两组间无明显差别（7.2%vs6.8%，P=0.51），在围手术期主要终点事件发生率方面，CAS 及 CEA 两组间亦无明显差别（5.2%vs4.5%，P=0.38），进一步分层统计显示，在围手术期死亡率上，CAS 及 CEA 两组间无明显差别（0.7%vs0.3%，P=0.18），在围手术期卒中发生率方面 CAS 明显高于 CEA（4.1%vs2.3%，P=0.01），但在围手术期心肌梗死发生率方面 CAS 则低于 CEA（1.1%vs2.3%，P=0.03），其他的亚组分析还提示高龄人群更适合 CEA 治疗。

基于上述 20 多年的国外研究结果，现在，美国及欧洲的卒中防治指南中，都明确把 CEA 作为颈动脉粥样硬化性狭窄的首选治疗方式，并提示 CAS 可以在特殊人群中获得相似甚至更好的结果。2011 年，美国 14 家专业协会联合发表《颅外段颈动脉和椎动脉疾病的处理指南：多个科学委员会的联合指南》，在强调 CEA 首选的同时，对于 CAS 的指证适当放宽，不仅作为部分替代 CEA 的治疗方法，而且对于无症状颈动脉狭窄的患者（血管造影狭窄程度在 60% 以上，多普勒超声为 70%），在高度选择下，建议可以考虑行预防性 CAS；同时，再次强调 CEA 与 CAS 的围手术期安全性问题，围手术期卒中或死亡率必须低于 6%。

第五节　椎动脉狭窄

缺血性卒中的将近 1/4 累及后循环或椎基底循环。椎动脉狭窄可在颅外或颅内任何部位发生，占后循环缺血性卒中的 20%。狭窄性病变，特别是椎动脉起始部狭窄性病变并不少见。一组 4 748 例缺血性卒中患者的血管造影研究发现，右侧 18%，左侧 22.3% 存在颅外椎动脉近端不同程度的狭窄；仅次于颈动脉分叉处颈内动脉（ICA）狭窄而成为第二个常见部位。采用血管内膜技术，目前已能够对上述狭窄进行治疗。

与颈动脉狭窄显著不同的是，很少有人关注椎动脉狭窄的针对性治疗，经验明显不足。这在某种程度上反映了获得椎动脉影像学资料上的困难，进而制约了针对性治疗的开展。然而，晚近影像学技术的进步和椎动脉血管成型技术的出现，为这种疾病的治疗提供了新的机遇。

原理椎动脉发自锁骨下动脉第一段的后上方。左侧椎动脉直接发自主动脉弓者占 6%。椎动脉的分支不像颈内动脉那样总是颈总动脉母体血管的直接延续，而是几乎总与供体血管成直角发出。椎动脉直径为 3 ～ 5 mm，相对于锁骨下动脉是非常小的血管，故锁骨下动脉内的正常血流仅少量进入椎动脉。这种解剖学上的差异，能够很好地解释颈动脉脑循环与椎基底动脉脑循环在血流动力学方面的差异，以及形成动脉粥样硬化斑类型不同的倾向。位于椎动脉的粥样硬化斑病变通常是"平滑的",很少因继发血栓形成而发生溃疡。颈动脉与椎动脉粥样硬化斑这种形态学上的差异主要来自血管造影所见,仅得到极少数已发表的病理学资料的支持。

一、病因病机

(1)相对于颈动脉狭窄,对于椎动脉狭窄的流行病学、病理生理、自然病程等一系列情况,了解得并不多。相应的,对于椎动脉狭窄的评估和治疗策略也不如颈动脉狭窄成熟。

(2)但椎动脉狭窄的患者,同样有着较高的心血管事件发生率,包括心肌梗死和猝死;以及较高的外周血管疾病发生率。预示着椎动脉狭窄的主要病因同样为动脉粥样硬化。

(3)通常情况下,由动脉粥样硬化引起的狭窄最常影响椎动脉的第一部分,也就是开口部分。

(4)10%的椎动脉在发育时,一侧就明显小于另一侧,而且往往在汇入基底动脉前有闭塞迹象。因此,在评价后循环灌注时应注意此解剖特点。

二、流行病学

由于椎动脉的起始段难以应用超声手段进行筛查,因此其流行病学情况不如颈动脉狭窄那么清楚,也意味着检出率更低。尽管如此,文献报道,20%的后循环卒中和椎动脉狭窄有关。症状性椎动脉狭窄和基底动脉狭窄导致的年卒中率分别为8%和11%。

三、临床表现

椎动脉狭窄或闭塞性疾病的临床症状多种多样,包括:头晕、眩晕、复视、口周麻木、视物模糊、耳鸣、共济失调、双侧感官分离,甚至晕厥等。

但是必须注意,所有这些症状同样可以由:心律失常、直立性低血压和前庭功能障碍引起。因此,需要相应的鉴别诊断:如心脏及血压的检查,耳鼻喉科前庭功能的检查等。同时,如果是因为横突的过度增生导致的横突孔狭窄,引起椎动脉第2、第3段狭窄时,会伴有明显地转头诱发现象。

四、辅助检查

和颈动脉狭窄的辅助检查一样,主要包括无创检查手段和DSA,详细可参见颈动脉狭窄一节。

鉴于椎动脉的特殊解剖部位,尤其是开口方向和部位,其他无创检查手段的敏感性和特异性都不如DSA。相对于DSA而言,CTA和MRA的敏感性和特异性分别为95%;而超声多普勒则为70%。因此,在决定行椎动脉重建前,建议行DSA确诊。

五、诊断要点

(1)椎动脉狭窄的诊断有赖于详细的病史、体格检查以及准确的辅助检查手段。

(2)所有存在颈动脉狭窄问题的患者均应进行椎动脉系统检查。

(3)CTA和MRA是首选的无创检查手段。

(4)决定椎动脉重建前,需DSA明确诊断。

(5)注意和其他可以引起相同或相似症状的疾病鉴别,如心脏源性或前庭来源的眩晕等。

六、治疗措施

椎动脉狭窄的治疗方法主要有药物治疗、椎动脉重建术和椎动脉腔内治疗术。

（一）药物治疗

是基本的治疗方法，和颈动脉狭窄的治疗一样，主要为预防动脉硬化高危因素，防治心、脑及外周血管事件发生。包括：降糖、降脂、降压和抗血小板药物治疗。

（二）外科椎动脉重建术包括

经锁骨下动脉，椎动脉内膜剥脱术；椎动脉—同侧颈总动脉转位术；椎动脉—锁骨下动脉自体静脉架桥术；远端椎动脉可以和颈外动脉进行吻合，实现血管重建。

这些措施虽然可行，但却没有随机对照试验数据支持。卒中杂志 2011 年颁布的颅外血管病变诊治指南中指出：近端椎动脉重建术后的并发症发生率为 2.5% ～ 25%，围术期死亡率为 0 ～ 4%；远端椎动脉重建，围术期死亡率为 2% ～ 8%。

（三）椎动脉腔内治疗术

在近年发展得很快，药物洗脱支架的应用使椎动脉狭窄的腔内治疗的可行性和即刻有效性有了很好的保证，但仍然缺乏足够的循证医学数据，支持介入治疗优于良好的药物治疗。引用卒中杂志 2011 年颁布的颅外血管病变诊治指南中的数据：椎动脉腔内治疗的围术期死亡率为 0.3%，脑梗死为 0.7%，神经损伤并发症发生率为 5.5%；随访 12 个月，再狭窄发生率为 26%。详细请参见 7.13 椎动脉狭窄支架置入术一节。

第六节　颈动脉瘤

颈动脉瘤，常见由动脉硬化、创面、细菌感染、梅毒或先天性动脉囊性中层坏死所引起的动脉壁损害变薄，在血流压力作用下逐渐膨大扩张，形成动脉瘤。颈动脉瘤可发生在颈总动脉、颈内动脉、颈外动脉及其分支。由颈动脉硬化所致者，多发生在双侧颈动脉分叉处，又创面所致者多位于颈内动脉，颈外动脉较少见。主要症状为发现颈部肿块，有明显的搏动及杂音，少数肿块因瘤腔内被分层的血栓堵塞，搏动减弱或消失。

一、病因与发病机制

颈动脉瘤病因大致与其他动脉瘤相同，最主要的原因是动脉硬化和创面。其他病因包括：各种类型的动脉炎、马方综合征、动脉中层囊性变性、动脉滋养血管的梗死、梅毒或动脉感染等。医源性假性动脉瘤可见于血栓内膜剥离术以后，颈动脉壁薄弱常导致颈动脉壁扩张；以及动脉移植术后的吻合口假性动脉瘤。北京安贞医院于 1984—2001 年共收治颈动脉瘤 38 例，其中颈总动脉 24 例，颈内动脉 11 例，颈外动脉 3 例。真性动脉瘤 26 例，假性动脉瘤 12 例。病因：20 例为动脉硬化，12 例为外伤，2 例为大动脉炎，2 例为白塞病，2 例病因不明。

二、病理与病理生理

颈动脉瘤病变一般发生在单侧，安贞医院 38 例病例中仅 1 例为双侧颈动脉瘤。病变在颈总动脉及其分叉部的最多见，其次是颈内动脉，颈外动脉瘤少见。由于颈动脉壁薄弱所致的真性颈动脉瘤，一般呈椭圆形或圆球形，瘤体近远心端动脉可迂曲，动脉瘤内常可有血栓存在。

病理生理改变主要在于颈动脉瘤样变后，局部血流形成涡流，对动脉壁造成机械损伤，而导致动脉内膜的破坏，容易形成附壁血栓。附壁血栓和斑块脱落可以导致脑梗死等中枢神经系统并发症；附壁血栓的增多还可以造成颈动脉狭窄，而影响颅内供血。另外，动脉壁的损伤和薄弱会导致瘤体增长，而致动脉瘤的破裂。

三、临床表现

（一）症状

颈前部侧方膨胀性搏动性肿物，可以逐渐增大，一般为单个，椭圆形或圆球形多见。动脉瘤增大可产生压迫症状，压迫迷走神经及喉返神经可产生声音嘶哑，压迫交感神经可引起霍纳（Homer）综合征，压迫臂丛神经可引起同侧肢体麻木、疼痛、无力和感觉异常等，压迫气管产生呼吸困难，压迫食管产生吞咽困难。颈总及颈内动脉瘤可以影响颅内血供，出现发生头晕、头痛、眼花、复视、耳鸣以及记忆力减退，甚至一过性体位性昏厥、失语和偏瘫等；瘤内血栓形成、脱落或瘤内斑块脱落可导致短暂性脑缺血（TIA）和脑梗死。偶有动脉瘤破裂引起出血和窒息而猝死。

（二）体征

沿颈部动脉走向可触及膨胀性、搏动性肿块，其范围自锁骨上胸锁乳突肌前缘向上至下颌角处。触诊时动脉瘤局部有时可触及震颤，尤其是当瘤体流出道有狭窄时更为明显。用力压迫颈总动脉起始部，暂时阻断血流，动脉搏动可减弱或消失，有时瘤体可缩小、变软，杂音和震颤也可减弱或消失。动脉瘤有时可闻及收缩期杂音，这是因为瘤内血流形成涡流所致，但如若瘤内有血栓形成时，杂音可不明显。动脉瘤压迫气管时，气管可明显向健侧偏移；压迫咽喉部时，口腔检查可见局部有搏动性隆起肿块；压迫喉返神经时，一侧声带可麻痹；压迫交感神经时，可产生同侧眼球下陷、眼睑下垂、眼裂狭窄、瞳孔缩小，同侧面部、颈部、上肢无汗、皮温升高等霍纳综合征的表现。瘤内血栓形成或动脉扭曲，可导致脑供血不全的体征，表现为视力低下、肢体肌力减退和共济失调等。

四、临床诊断和检测方法

（一）B超—多普勒双功仪（Duplexscanning）检查

为目前最佳颈动脉无创检查仪，它不但可显示颈动脉瘤的解剖图像，还显示瘤内血栓及血流量、流速、血流方向等。诊断颈动脉的通畅程度的准确性在95%以上。

（二）多普勒超声血流检查

应用多普勒可描记颈动脉搏动的波形，从而可分析有无瘤内血栓或扭曲所致颈动脉狭窄或闭塞。应用多普勒超声血流仪可测定眶上动脉血流，间接了解颅脑动脉血供情况，从而可推测颈动脉是否存在狭窄和闭塞。同样原理，可以应用多普勒作眼球容积描记（OPG），眼动脉是颅内动脉的第1个分支，应用OPG测定眼动脉压，也可间接了解颈动脉的通畅程度。这些对指导选择术式及估计相当有价值。

（三）CT 检查

是一种无创性的断层扫描计算机成像技术，它可以帮助明确动脉瘤的性质，动脉瘤的大小、血栓、斑块。高速螺旋CT能够三维成像，较为清晰的显示颈动脉瘤及其动脉分支的形态、结构。

（四）磁共振显像（MRA）

是一种无创性的血管成像技术，能极清晰地显示颈动脉及其分支的三维形态、结构，并且能够同时重建颅内动脉影像。它可以帮助明确动脉瘤的性质，动脉瘤的大小、血栓、斑块、有无夹层动脉瘤以及颅内动脉的情况等。磁共振对诊断极有帮助，目前，在国内已较广泛应用于血管疾病的诊断，但检查费用较贵。

（五）X 线平片检查

动脉硬化性颈动脉瘤一些病例有时可在 X 线平片上发现硬化钙化斑块，使瘤体轮廓显影。

（六）选择性颈动脉造影术

一般用经股动脉穿刺插管造影法，可将特殊的导管直接插到颈总动脉，注射造影剂，快速连续摄片。它可清楚显示动脉的轮廓，瘤内有无血栓，瘤体与颈动脉的关系，颈动脉远近端的通畅情况等。一般认为，在颈动脉瘤的诊断和计划手术治疗方面，颈动脉造影是必不可少的诊断方法。必要时甚至需作全脑血管造影。对病因为动脉硬化性的颈动脉瘤，以及主动脉有明显钙化者，笔者不建议行选择性的动脉造影，否则会有导致动脉硬化斑块脱落造成脑梗死的危险，升主动脉造影虽然影像欠佳，但较为安全。

五、诊断和鉴别诊断

颈动脉瘤诊断比较容易，颈部膨胀性、搏动性肿物为其主要特点。彩色超声检查、MRA和动脉造影可以明确之。

（一）颈动脉体瘤

位于颈动脉分叉部，动脉造影可见颈内、外动脉呈"杯口"样分离，肿物血运丰富。

（二）颈部神经源性肿瘤

常见神经鞘瘤和交感神经纤维瘤，肿物自深部将颈动脉分叉推向浅表，动脉造影也可显示颈内、外动脉分离，但肿物无明显血管染色。明确诊断需要病理诊断。

（三）腮裂囊肿

位于动脉浅部，多不影响动脉。

（四）颈动脉扩张症和颈动脉迂曲动脉

体检不易与颈动脉瘤区别，彩色超声检查、CT 和 MRA 检查以及动脉造影可以明确诊断。

（五）海绵状血管瘤和动静脉瘘

体检有特异表现，动脉造影也有特异的影像。

（六）其他

扁桃体周围脓肿及淋巴结炎等有时也需要与颈动脉瘤相鉴别。

六、治疗

颈动脉瘤的患者经明确诊断，除有手术禁忌者外，均需要手术或介入治疗。

（一）手术治疗

1. 手术适应证

颈动脉瘤患者如不积极外科治疗，70% 可因瘤内血栓形成、栓塞造成脑供血不足甚至脑梗死或动脉瘤破裂至咽喉部、口腔、鼻部等大出血、窒息死亡。为此，一般均需外科治疗。瘤体巨大，有颈部压迫症状；瘤内有血栓；有一过性体位昏厥等短暂性脑缺血症状者，应及早手术治疗。做动脉瘤切除，颈动脉重建。颈动脉瘤手术治疗并不复杂，关键是如何缩短阻断时间。脑细胞在常温下缺氧超过 4 ～ 6 分钟即可造成不可恢复的脑损害。

2. 手术禁忌证

脑血管造影颅内交通支动脉完全阻塞者，有严重心、脑、肾等疾病，不能耐受麻醉及手术者。

3. 术前准备

（1）颈动脉造影或全脑造影以及必要的无创面性血管检查以了解脑供血情况，可否行动脉重建等。

（2）颈动脉压迫试验（Matas 试验）术前作此试验，目的在于了解和帮助建立脑侧支循环。方法是每日多次压迫患侧颈总动脉根部，完全阻断颈总动脉，压迫时间可逐日延长，直至压迫 20 ～ 30 分钟。这种颈动脉压迫耐受锻炼，需持续 3 ～ 4 周。若无脑缺血症状，说明脑侧支循环已充分建立。此时，阻断颈动脉作动脉重建比较安全。

（3）若瘤体巨大，无法做颈动脉压迫试验时可一期手术先游离颈总动脉根部，套止血带，逐步分期直至完全缩扎颈总动脉，目的为建立侧支循环，作为术前脑保护的方法之一。

（4）术前给肠溶阿司匹林、双嘧达莫类药物以预防瘤内血栓形成和脑梗死的发生。术前多进蛋白饮食。手术前 3 天停用肠溶阿司匹林、双嘧达莫类药物，以防术中广泛渗血。

4. 体位和麻醉

仰卧位，肩部垫枕略抬高，头偏向健侧。全麻或静吸复合麻醉，术中注意头部降温脑保护，颈动脉阻断时应适当升高血压。

5. 手术方法

（1）颈动脉瘤切除和血管重建术是手术治疗的首选方案。具体手术方法是根据瘤体部位取环绕下颌角切口或胸锁乳突肌前切口，游离显露近远端颈动脉及暴露瘤体，注意保护舌下、迷走、交感和副神经等。血管移植物首选大隐静脉，切取大隐静脉一段，分支逐一结扎，以肝素盐水轻轻加压注入大隐静脉内，使之适度扩张，置冰盐水内备用。经静脉全身肝素化（肝素 1 mg/kg），用小心耳钳部分钳夹近侧颈总动脉，不完全阻断患侧的颈动脉血流。以尖刀纵切动脉钳闭部 8 ～ 10 mm 长，行大隐静脉—颈总动脉端侧吻合，吻合毕，用小无创钳钳夹移植静脉的另一端后，松开小心耳钳，移植静脉立即出现搏动，准备妥远侧吻合所需器械和缝线后，在靠近瘤体侧钳夹阻断颈内动脉近心端，然后以小心耳钳在尽量靠颅底处夹颈内动脉，将其切断，尽可能多地保留供吻合的颈内动脉段。用 6-0 Proline 线，取两点法，迅速完成大隐静脉—颈内动脉端端吻合，恢复血运证明通畅无漏血后，最后将动脉瘤和被累及的颈动脉一并切除，颈动脉断端以 5-0 Proline 无创缝线作连续缝合，完成手术。关于血管移植物，也可选用同侧甲状腺上动脉，若颈动脉蜒蜒屈曲时，常可行颈动脉对端吻合术。6 ～ 8 mm 的 Gore-Tex 人造血管也可作为移植材料。

高位颈动脉瘤上极可达颅底，远心端颈内动脉由于瘤体的遮挡，极不容易显露。笔者曾采用控制近心端颈内动脉后，直接破瘤而入，再在瘤腔内向远端插入 4 F 的 Fogarty 球囊导管，球囊充水后成功地控制出血，然后可重建颈内动脉，直至最后结束动脉吻合时撤除 Fogarty 导管。直接破瘤而入，利用 Fogarty 导管控制出血的方法可用于处理难以控制出血的复杂的动脉瘤。破瘤前应准备有效的快速输血的静脉通路及准备充足的血源。

颈动脉瘤切除和血管重建时必然有阻断一侧脑血流，造成暂时性脑缺血的过程。因此，手术过程中保护脑组织免受缺氧的损害，是减少术后并发症，确保手术成功的关键，术中可采用全身性低温麻醉和暂时性转流术。据 Stone 研究表明，全身降温 28.3℃，可以减少脑部代谢率 60% ～ 75%，这样比常温下阻断时间可延长 3 ～ 4 倍。全麻下头部局部降温也能有效地延长阻断时间。近年来，颈内动脉转流比较广泛地应用于颈动脉手术，术中将转流管一端插入颈总动脉起始部，另一端越过动脉瘤瘤体插入颈动脉的远心端，建立一个暂时性的颈动脉血流通道，这样就可以比较从容地切除动脉瘤和尽量缩短脑缺血的时间。以上两项措施确能有效地降低脑耗氧量，有效地预防颅神经损害并发症的发生率，但使手术过程复杂化，延长了手术时间，增加了失血量。低温还可能引起血液凝固机制障碍和严重的心律失常。插入转流断管 2 ～ 6 Fogarty 导管处理难以控制还可能招致栓塞和血栓形成。鉴于这些北京安贞医院首创应用了无低温、无转流的颈动脉重建手术的方法，只要患者经颈动脉压迫试验能耐受 20 ～ 30 分钟，颈内动脉造影见颈内动脉颅外段有 1.5 cm 以上的正常部分可供血管吻合，加上熟练的血管吻合技巧，便可采用此法。颈动脉瘤切除术中笔者常采取冰帽头部降温和在颈动脉阻断时常规适当提高患者的血压等措施，有效地防止了术后严重并发症的发生。无低温、无转流的颈动脉重建的方法简化了手术程序，平均手术时间 2 ～ 3 小时，平均颈动脉阻断时间约 10 分钟，术中出血少，本组病例无手术死亡，术后无明显神经系统并发症出现。

（2）动脉瘤缩缝术即动脉瘤内缝合术也称为 Matas 手术，手术意想恢复颈动脉的解剖原形，又从生理上使大脑处于正常供血状态。此法不能完全切除瘤体，缩缝术由于技巧不可能缝合成一条完整的动脉管腔，缝合后管壁的不完整和狭窄是难免的，易引起继发血栓及缝合处的出渗血，故此法一般已不再采用。但对颈内动脉入颅端的梭形动脉瘤，若术者估计操作困难时，以此法为安全，因为在颅底重建血管操作困难，易造成出血和延长脑缺血的时间。

（3）颈动脉瘤包裹术由 Thompson 首先提出，可采用自体阔筋膜或人工补片材料包裹动脉瘤，以控制动脉瘤的发展。此法适用于直径小于 3 cm 的小动脉瘤。缺点是不能防止瘤体内血栓和栓塞的发生，且有瘤体继续增大的可能。

（4）瘤体切除，局部修补或补片术外伤性假性动脉瘤，瘤体切除后，动脉破口不大时，可行局部修补，即用无创线连续或间断缝合破口或用自体静脉或涤纶片修补破口。

（5）颈动脉结扎术颈外动脉可行瘤体切除，颈外动脉结扎，无须重建血管。颈内动脉及颈总动脉的结扎，均会影响大脑的正常供血，即使是侧支循环建立较好的病例，仍有术后脑缺血性损伤的威胁，故此法一般不采用。Ehrenfeld 认为当颈内动脉逆向压力大于 70 mmHg（9.3 kPa）时，行颈动脉结扎是安全的。因此，如果考虑行颈动脉结扎术，术前颈动脉压迫试验和术中的颈内动脉逆向压力测定是必要的。另外，颈动脉结扎术的偏瘫常发生在术后数小时至数日，原因多为颈内动脉继发血栓形成，因而术后应常规肝素抗凝 7 ～ 10 天。从血管外科技术要求来讲，笔者不主张行颈动脉结扎术治疗颈动脉瘤。

6. 术后并发症的防治

（1）术后护理特别需注意有无因脑组织缺血缺氧所造成的脑损伤。全麻清醒后，应注意患者神志，有无偏瘫发生。

（2）术后常规应用肝素抗凝治疗 7～10 天，以防移植血管、颈内及颅内动脉血栓形成，常规应用血管扩张药物（如罂粟碱 30～60 mg 静脉滴注）防术后脑血管痉挛。

（3）脑缺氧常可致脑水肿，采用甘露醇 250 mL 快速静脉滴注的方法，可应用于术中颈动脉重建结束时。视病情，术后可再用 1～2 次。

（4）术后仔细观察吻合口有无出、渗血，避免血肿压迫呼吸道造成窒息或压迫移植血管造成血栓形成等。

（5）颈动脉瘤多数系动脉硬化所致，限制进食高胆固醇类动物性食物并戒烟是有益的。

（二）介入治疗

近年来，国内外时有应用介入技术治疗颈动脉瘤的报道，笔者认为，创面性假性颈动脉瘤，由于出血、血肿、解剖困难，往往因解剖止血和血管重建等延长了颈动脉的阻断时间，增加了脑缺血并发症的发生和损伤周围神经、静脉的可能性。选择介入治疗，用带膜支架将颈动脉破口隔绝于血管腔外，达到修复动脉破口的目的。介入治疗方法简单，创面小，能达到立竿见影的目的。颈部被盖组织少，颈部运动范围大，容易造成支架血管受外力的压迫，使支架血管变形，可导致动脉瘤复发或血管阻塞，这些问题有待临床进一步的观察和研究。

第三章　泌尿外科疾病

第一节　肾盂肾炎

一、急性肾盂肾炎

急性肾盂肾炎是指肾盂黏膜及肾实质的急性感染性疾病，主要由大肠杆菌引起。常见临床表现包括发热、寒战，腰痛，肾区叩痛，尿频、尿急、尿痛等膀胱刺激症状（为膀胱同时有炎症的表现）。急性肾盂肾炎最严重的并发症是感染中毒性休克。

（一）病因

1. 年龄和性别

发病率随年龄的增长而增加。无论年龄如何，女性发病率均高于男性，其原因与女性尿道短，尿道口易被粪便污染，妊娠、性交及分娩时易损伤尿道等因素有关。而男性因前列腺液有杀菌作用，在一定程度上起到防止感染的作用。

2. 导尿、泌尿系统器械检查及手术

可将尿道内的细菌带入膀胱，引起膀胱炎及肾盂肾炎，且多由医院内的耐药细菌引起。一次导尿可以有 4%～5% 的患者发生膀胱炎，如放置保留尿管，3～4 天就有 95% 的患者发生尿道炎及膀胱炎，以后再向上蔓延引起肾盂肾炎。泌尿系统手术及外伤可破坏黏膜的屏障作用，也易发生感染。

3. 泌尿系统梗阻

泌尿系统梗阻是重要的发病诱因。患尿道狭窄、先天性尿道瓣膜、前列腺肥大、泌尿系统结石及肿瘤等梗阻性疾病的患者，发生急性肾盂肾炎的机会比无梗阻者大 12～20 倍。Bell 的尸体解剖统计资料，发现梗阻型肾盂肾炎较非梗阻型多 12 倍。从尿道口至肾组织中的肾单位，在整个通道内的任何一个部位出现梗阻，都易招致感染的发生，而下尿路梗阻较上尿路梗阻更易发生。尿道或膀胱梗阻较输尿管梗阻发生感染的机会大 2 倍。妇女妊娠后感染的易感性大为增加，有人认为与尿路梗阻有关。妊娠 3 个月以上多发生输尿管及肾盂扩张、扩张的位置在骨盆边缘的上方，右侧较左侧多见。输尿管扩张的原因有人认为是由增大的子宫在盆骨边缘处压迫输尿管所致；除此以外，还有人认为妊娠引起的内分泌不平衡可导致平滑肌无张力及输尿管蠕动减弱，以及输尿管下端纵行肌肥厚等原因也可能有关。

尿道梗阻使肾易发生感染的机制还不完全清楚，可能与多种因素有关，例如，尿液的淤积为细菌提供良好的培养条件，并有利于细菌在泌尿系统中扩散；尿道梗阻引起膀胱内压增加及扩张，导致黏膜血液供给减少，膀胱黏膜释放出来的白细胞及体液抗菌因子也相应减少，从而减低了膀胱黏膜的抗菌能力；此外，尿路梗阻常需进行导尿及器械检查，无疑也增加了感染的机会。

很早以前就通过动物实验了解到肾实质的损伤及瘢痕形成使肾组织对细菌感染的易感性大

为增加，感染常发生于肾瘢痕的四周组织，这种情况被认为是由于肾小管阻塞、肾单位内尿流受阻（称为肾内肾盂积水），与泌尿系统较低部位的梗阻相类似。患肾盂肾炎后，肾内有瘢痕形成，可又使肾易于遭受重复感染而出现多次反复的急性肾盂肾炎发作。

4. 膀胱自主神经功能障碍

患截瘫、脊髓灰质炎、脊髓痨等患者膀胱不能排空，经常有残尿存在，同时尿道—膀胱反流的发病率也相应地增加，故易发生肾盂肾炎。由于尿潴留而行导尿或保留尿管也导致感染。这类患者还由于长期卧床、骨骼脱钙，易发生泌尿系统结石，也增加了感染的机会。

（二）临床表现

1. 尿路刺激症状

肾盂肾炎多由上行感染所致，故多伴有膀胱炎，患者出现尿频、尿急、尿痛等尿路刺激症状。尿液混浊，偶有血尿。

2. 全身症状

包括寒战、发热，体温可达 38℃ 以上，疲乏无力、食欲减退，可有恶心、呕吐，或有腹痛。

3. 局部体征

一侧或两侧肾区疼痛，脊肋区有叩击痛及压痛。

原有糖尿病、镇痛剂肾病或尿路梗阻者并发急性肾盂肾炎，可发生急性肾乳头坏死，患者除有败血症样严重全身症状及血尿、脓尿之外，有时由于坏死乳头脱落引起输尿管绞痛，部分患者还出现少尿或尿闭及急性肾衰竭。

（三）治疗

急性肾盂肾炎的治疗要求做到消除症状、消灭致病菌、预防复发及防止肾组织与肾功能的进行性损害。在应用抗菌药物前，应采取尿液及血液进行培养，只有分离出致病菌及根据药物敏感试验来指导用药，才能获得较好的疗效，治疗必须充分。控制症状是比较容易的，不管用什么药，甚至不予治疗，多数患者于 3～4 天内症状缓解，但必须彻底消除有意义的细菌尿，才能治愈，否则还有可能复发。停止治疗后还应定期进行尿培养，一旦再次出现有意义的细菌尿，虽然没有症状，应再次进行治疗，以免肾组织进一步受损害。急性期过去后，要对泌尿系统进行全面检查，如发现有尿路梗阻或解剖学异常，应给予纠治。如同时存在其他全身性疾病、免疫缺陷及代谢缺陷，应及时给予相应的治疗。

1. 抗菌药物的应用

根据细菌的种类及药物敏感试验来选择抗菌药物可望获得良好效果，但药物敏感试验与临床应用的实际效果并非完全一致，因大多数抗菌药物在尿中的浓度远较血清浓度高，而一般药敏试验系根据通常剂量的抗菌药物服用后在血清能达到的药物浓度来判断，故不完全符合实际情况。如用尿中的药物浓度来进行判断，可能更有参考价值。

肾实质细菌感染的治疗有赖于抗菌药物在血清中维持较高的浓度，这样才能有足够量的药物渗入肾组织中以消灭炎症病变中的细菌，磺胺药及各种抗生素在血和尿中均有较高的浓度，适用于治疗急性肾盂肾炎。有些抗菌药物如呋喃妥因、萘啶酸、苦杏仁酸及乌罗托品等尿中的药物浓度高而组织浓度低，一般适用于治疗泌尿系统黏膜的炎症，治疗急性肾实质感染效果较差，可应用于急性肾盂肾炎的缓解期及预防复发。动物实验证实应用具有杀菌作用的抗菌药物较抑菌的抗菌药物更能有效地清除细菌。常用的抗菌药物有：

（1）青霉素 G：青霉素 G 在血清及尿中有较高的浓度，尿中浓度尤高，可用于葡萄球菌、溶血性链球菌、草绿性链球菌、粪肠球菌、大肠杆菌、变形杆菌的泌尿系统感染。近年来，葡萄球菌对青霉素 G 多抗药，故只有药物敏感证实对青霉素 G 敏感才可应用。如抗药则换用新青霉素。极大剂量的青霉素 G（如 6000 万 U/ 天）对大肠杆菌败血症也有效。由于尿中青霉素 G 的浓度极高，用通常剂量的青霉素 G 治疗大肠杆菌泌尿系统感染也可取得良好效果。青霉素 G 与氨基苷类抗生素联合应用对肠球菌有协同作用，可用于肠球菌引起的泌尿系统感染。同时服用维生素，氯化铵或蛋氨酸使尿液维持酸性可增强青霉素的抗菌作用。

（2）磺胺类：磺胺类药物能很好地从血液渗透入组织，在尿中虽然大部分是无抗菌活性的乙酰化磺胺，但有抗菌活性的游离磺胺仍达到很高的浓度，再加上服用方便，目前仍普遍应用。

在引起肾盂肾炎的常见致病菌中，磺胺对大肠杆菌、变形杆菌、溶血性链球菌、葡萄球菌有抗菌作用，体外药物敏感试验显示抗药菌株占百分比很高，但用以测定磺胺药敏感试验的实验室标准培养基含有抑制物质，结果不可靠。近年来，发现甲氧苄啶（TMP）与磺胺药联合可增强抗菌作用几倍至几十倍，疗效显著提高，对某些细菌还可产生杀菌作用。目前最常用的制剂是磺胺甲基异恶唑与 TMP 的 4：1 合剂（也称复方新诺明），每片含磺胺甲基异恶唑 0.4 g 及 TMP0.1 g，每日 2 次，每次 2 片，可与小苏打 1 g，每日 4 次同服。碱化尿液可增强抗菌作用，还可预防磺胺结晶的形成。在短效磺胺中以磺胺异口恶唑 1 g，每日 4 次较好。磺胺异恶唑在尿中溶解度大，不产生结晶，不需加小苏打同服，抗菌效果亦较好。磺胺三甲氧嘧啶（SMD）及磺胺六甲氧嘧啶（sMM 或 DS-36）系长效磺胺药，服用方便，抗菌效果好，也常应用，剂量为 0.5 ～ 1 g，每日 1 次。

（3）氨苄西林：为广谱抗生素，对大肠杆菌、奇异变形杆菌、不产青霉素酶的葡萄球菌、肠球菌有效。对吲哚阳性变形杆菌、肠杆菌属、克雷伯菌属、绿脓杆菌均抗药。近年来大肠杆菌抗药菌株也显著增加。上述革兰阴性杆菌对氨苄西林抗药的部分原因是这些细菌能产生破坏氨苄西林的 β- 内酰胺酶（即青霉素酶）。近年来，体外试验发现氨苄西林与氯唑西林联合应用可克服这些细菌的抗药性，甚至对绿脓杆菌有效。氯唑西林本身对这些细菌无抗菌作用，但可与 β- 内酰胺酶结合，从而防止了氨苄西林被破坏而发挥抗菌作用。但是这两种抗生素的联合应用并不是对所有菌株均出现协同作用，就大肠杆菌而言，仅对不携带 R 因子的菌株有效，对携带 R 因子的菌株无效。由于氯唑西林及氨苄西林在尿中有很高的浓度，联合应用于泌尿系统感染有可能显示出协同作用，在血清中这两种抗生素的浓度远较尿中浓度为低，很难获得协同作用。氨苄西林的剂量为 50 ～ 100 mg/（kg·d），分 4 次口服或肌内注射。酸化尿液可增强抗菌作用。联合应用氨苄及氯唑西林治疗泌尿系统感染的实际疗效有待于进一步研究。

（4）先锋霉素类：对大肠杆菌、奇异变形杆菌，分泌青霉素酶葡萄球菌引起泌尿系统感染有效。先锋霉素主要从尿中排出，故尿中有很高的浓度。先锋霉素制剂有多种，常用者有先锋霉素 Ⅱ 号（肌内注射及静脉注射）、Ⅳ 号（口服）、Ⅴ 号（肌内注射及静脉注射注）、Ⅵ 号（口服、肌内注射及静脉注射），剂量为每只 2 ～ 4 g，分 4 次。先锋霉素在碱性尿中作用增强。

2.初发病例的治疗

应根据细菌种类、药物敏感试验、诱发因素及患者的临床表现来考虑抗菌药物的选择。在培养未获结束前，对医院外感染的病例，有明显的发热、腰痛及压痛等肾组织感染症状者，可选用磺胺甲基异口恶唑加 TMP，青霉素 G，或四环素加链霉素；有菌血症征象或休克的患者，可给予氨苄西林、先锋霉素、庆大霉素或卡那霉素等。对于无症状或症状轻微的患者，或仅有下尿路症状的患者，可先给予磺胺药、呋喃妥因或萘啶酸，待细菌培养及药物敏感试验获得结果后，再行换药。医院内及医源性感染大多数由耐药菌株引起，在药敏感试验未报道前，可先用氨苄西林、先锋霉素、庆大霉素、卡那霉素、多黏菌素等，以后根据药敏感试验加以调整。对有严重全身中毒症状的病例，可以联合应用抗生素，如氨苄西林加庆大霉素或卡那霉素，氨苄西林加先锋霉素，多黏菌素加磺胺及 TMP 等，导尿及泌尿道器械操作后的感染由绿脓杆菌引起的可能性最大，可应用羧苄或黄青霉素、庆大霉素（或脱氧卡那霉素）、阿米卡星或多黏菌素，必要时可联合应用羧苄（或黄苄）青霉素及庆大霉素。

抗菌药物的疗程一般为 10～14 天，也有人主张 1 个月。在治疗期间应密切观察抗菌药物的毒性反应，特别是那些对肾脏有毒的抗菌药物。在应用抗菌药物的过程中，细菌常出现耐药，还可能出现另一种细菌代替原先的细菌，故应每 3～4 天重复尿培养及药物敏感试验一次，以便及时调整药物。不管应用什么治疗方法，大多数患者于 3～4 天内症状好转甚至消失，应向患者解释要坚持治疗，不能过早停药，应按时来院复查。症状及脓尿的消失不能认为痊愈，必须彻底清除细菌尿才能防止复发。另外，如果多次尿定量细菌培养无菌而症状及脓尿持续存在，则可能为在其他肾脏疾病的基础上附加细菌感染。

抗菌药物疗程结束后，如症状及脓尿消失，可于停药 2～3 天后送尿培养连续 2 次，如无菌，以后每 1～2 个月重做培养一次，追踪观察半年至 1 年。通过大宗病例治疗后的长期观察，发现即使应用经体外试验有效的抗生素，患者又无尿路梗阻等并发症，但经过 1 个疗程的抗菌药物治疗后，大约只有 50% 的患者能维持无菌。由此可见治疗后长期复查的重要性。

治疗效果不佳或反复发作的病例，除由于抗药菌株的感染及应用抗菌药物不当外，应注意是否并发存在全身及泌尿道局部疾病，特别是泌尿道解剖异常及梗阻，可进行静脉肾盂造影及肾功能试验。急性期应避免进行导尿或尿道及膀胱器械检查及逆行肾盂造影，因可诱发菌血症及肾乳突坏死。测定膀胱的排空功能可用不插尿管的方法。如注射造影剂后观察造影剂在膀胱中的存留，注射 [131] 罗标记碘司特后在耻骨上测定放射性物质在膀胱中的存留，静脉注射 PSP 后 2～4 小时测定 PSP 在尿中的含量等。

3. 复发及再感染的治疗

鉴别复发及再感染有一定困难。一般认为尿培养获得与原先相同的细菌（菌型亦相同），则复发的可能性大，如细菌的种类不断改变则可能为再感染。此外，有原发泌尿系统疾病者（如肾结石）则常常是同一细菌的复发；年轻的妇女在性生活活跃时期，多数发生细菌种类不同的再感染。复发的病例先按初发的治疗方法进行治疗。在应用抗菌药物一疗程后，继以应用长期药物抑制疗法，用小剂量抗菌药物维持半年至 1 年。常用的药物有磺胺（磺胺异口恶唑、磺胺嘧啶等）0.5 g，每日 2～3 次，或每晚服 1 次，每次 1 g；呋喃妥因 0.05 g，每日 2～3 次，或每晚服 1 次，萘啶酸 0.5 g，每日 2 次，或每晚服 1 次，每次 1 g。以上 3 种药物可交替应用，每半月至 1 月换药 1 次。

4. 细菌 L- 型（包括原浆体及原球体）引起的复发病例的治疗

细菌 L- 型引起的复发的治疗部分病例经治疗后仍不能彻底治愈，反复复发是由于病原菌转变为细菌 L- 型。由于大多数医院细菌实验室还没有开展细菌 L- 型的培养工作，故不易做出诊断。临床上遇到以下情况可考虑细菌 L- 型的存在：①曾应用作用于细胞壁的抗生素（青霉素族、先锋霉素族、D- 环丝氨酸、杆菌肽、万古霉素）治疗的患者；②有症状复发而反复应用常规尿细菌培养方法均分离不出病原菌。治疗细菌 L- 型可应用红霉素、四环素或氯霉素一疗程。有人主张急性期应用作用于细胞壁的抗生素治疗至症状消失后，应常规应用作用于细胞内蛋白质合成的抗生素，以预防细菌 L- 型的形成而使症状迁延不愈或复发。

5. 妊娠期抗菌药物的应用

不少药可通过胎盘屏障引起胎儿中毒。新生儿的肝脏对氯霉素的解毒功能不全，孕妇在将要分娩的 24 小时内不宜服氯霉素。磺胺与胆红素竞争与蛋白结合，可引起孕妇及胎儿黄疸，如必须应用，可选择应用与白蛋白结合率低的磺胺，如磺胺三甲氧吡嗪（SMPZ）及磺胺六甲氧嘧啶。孕妇在妊娠 25 周以后服用四环素可使胎儿乳齿黄染。妊娠期应用氨基苷类有可能使胎儿发生不可逆的先天性耳聋。呋喃妥因有可能引起胎儿溶血。

二、慢性肾盂肾炎

慢性肾盂肾炎是细菌感染肾脏引起的慢性炎症，病变主要侵犯肾间质和肾盂、肾盏组织。由于炎症的持续进行或反复发生导致肾间质、肾盂、肾盏的损害，形成瘢痕，以致肾发生萎缩和出现功能障碍。患者可能仅有腰酸和（或）低热，可没有明显的尿路感染的尿痛、尿频和尿急症状，其主要表现是夜尿增多及尿中有少量白细胞和蛋白等。患者有长期或反复发作的尿路感染病史，在晚期可出现尿毒症。

（一）病理

慢性肾盂肾炎的病理改变以瘢痕形成特征。病变多样化，肾间质、肾小管及肾小球均有改变。尸检时可见到肾脏呈对称性或不对称性萎缩，表面不平、切面可见肾实质中有许多条索状瘢痕，由肾髓质伸展至肾皮质，在瘢痕病变的区域内，肾小管及肾小球完全破坏，被致密的结缔组织所代替，几乎看不见任何细胞成分，但有时也可见到许多淋巴细胞及浆细胞。这些瘢痕病变显然是急性化脓性病变愈合的结果，在其边缘有时还能见到急性间质性炎症。在病变的外围可见到外表正常的肾小球，其四周有萎缩的变形的肾小管。有时肾小管密集成堆，其中完全没有或只有很少几个肾小球。肾小管上皮萎缩，管腔变空或充满外观均匀一致的玻璃管型，这种管型是由白细胞管型退化变成，说明在急性期，与这些肾小管联结的肾小球被急性化脓过程破坏，致其中的白细胞管型不能随尿排出而滞留在肾小管腔中，最后变成玻璃管型。瘢痕组织的周围，有些肾小管呈囊性扩张，这是瘢痕组织压迫的结果，或由急性肾小管阻塞所造成（称为"肾内肾盂积水"）。动物实验证实这种组织对感染的易感性增加，由此形成感染—瘢痕—感染的恶性循环。在扩张的肾小管的管腔中充满冻胶状物质，这是急性期肾小管阻塞后，脓性分泌物不能排出而变成。在肾锥体的尖端及肾髓质中，可见到收集管变形，其周围结缔组织增生，呈黏液水肿样，无炎细胞浸润，而与其相邻的皮质组织中却有许多炎细胞。

疾病的晚期，肾小球也有病理改变，被称为坏变性肾小球炎，是一种硬化性及增殖性病变，呈局灶性分布，有时也可以很广泛，几乎呈弥散性。在有显著的增殖性动脉内膜炎的区域中，坏变性肾小球炎最显著。发病机制不明，可能与增殖性动脉内膜炎造成缺血有关，根据动物实验资料，可能还有免疫机制参与作用。坏变性肾小球炎常见于因迅速进行性尿毒症而死亡的患者，生前均有严重的高血压，但是有严重高血压的患者不一定均有坏变性肾小球炎。当患者的病情迅速进行性恶化时，如果不能用充血性心力衰竭、水盐代谢紊乱、恶性高血压、肾盂肾炎急性发作，或尿路梗阻等原因来解释，应考虑有坏变性肾小球炎的存在。

慢性肾盂肾炎还有另两种肾小球病理改变：

（1）由于恶性高血压引起的肾小球血管丛的坏死性小动脉炎和纤维蛋白样坏死。

（2）肾小球周围纤维组织增生，侵入肾小球，导致肾小球闭塞。

慢性肾盂肾炎的另一种突出的病理改变是增殖性动脉内膜炎，与在恶性高血压所见到的小动脉病理改变非常相似，但在无高血压的慢性肾盂肾炎病例中，增殖性动脉内膜炎仍然极为显著，且常常存在于慢性肾盂肾炎病理改变最为严重的区域。有人认为这是一种炎症性动脉内膜炎。动脉内膜炎可造成组织缺血，甚至造成慢性血管闭塞而导致肾小球节段性缺血性萎缩。

有些病例的肾脏病理改变除瘢痕组织外，还可见到有些区域仍然呈现急性肾盂肾炎的病理改变，这种患者可持续有脓尿及细菌尿。但是大多数患者都不是这样，而是感染已不复存在，但肾实质的组织破坏仍然继续进行。有人提出慢性肾盂肾炎的病理改变，如肾组织的慢性炎症反应、肾小球炎、肾小管退化变性、动脉内膜炎等，与移植肾的病理变化十分相似，移植肾的病理变化是由自身免疫机制引起。因此，推测慢性肾盂肾炎的组织损害，是由于感染破坏了肾组织后，释放出来肾组织抗原诱发自身免疫反应，这一说法尚待证实。

慢性肾盂肾炎引起肾组织进行性破坏，有功能的肾单位的数目逐渐减少，最终导致肾功能减退及慢性肾衰竭。除了感染本身对肾组织的直接破坏作用外，细菌内毒素使肾小管强烈收缩，高血压对血管的损害，增生性动脉炎引起管腔狭窄等因素使肾血流量明显地减少，导致肾组织缺血，在这种情况下，即使感染已消失，肾功能仍然发生进行性损害。肾脏内的感染首先从肾髓质开始，故肾髓质的病变常较皮质严重。肾小管受到肾间质炎症及瘢痕的损害比肾小球严重。

（二）临床表现

1. 全身中毒症状

畏寒、发热、乏力、食欲缺乏。

2. 局部症状

腰酸、腰痛及脊肋角叩痛。

3. 膀胱刺激症状

尿频、尿急、尿痛及排尿困难。且泌尿道感染病史超过半年以上，抗菌治疗效果不佳。

（三）辅助检查

梗阻性慢性肾盂肾炎有泌尿生殖系统症状，容易做出诊断。有些患者有急性泌尿系统感染史，进行检查时还可发现脓尿及细菌尿，也容易做出诊断。但是大多数非梗阻性慢性肾盂肾炎既往无急性泌尿系统病史，也无肾脏疾病的症状，肾衰竭是最早出现的症状，尿中细胞成分也很少，不容易做出诊断。

1. 尿常规化验

如无充血性心力衰竭及恶性高血压，尿蛋白不太多，如尿排出蛋白多于 3 g/ 天，则反对慢性肾盂肾炎的诊断。尿沉检查可以有少量红细胞及白细胞，但也可以无任何发现，甚至用定量计数的方法，红细胞及白细胞数目也不高。尿沉渣见到白细胞管型说明肾实质发炎，对诊断慢性肾盂肾炎有助，但白细胞管型也可见于其他肾脏疾病，并非慢性肾盂肾炎所特有。同样闪光细胞的发现也无特异性。

2. 白细胞排泄激发试验

静脉注射细菌内毒素后半小时，白细胞及非鳞状上皮细胞从尿中排出大大增多，可以帮助诊断。但细菌内毒素可引起发热及其他反应，研究发现注射肾上腺皮质激素亦有激发作用。试验方法是令患者排空膀胱尿液，2 小时后收集一次尿标本，然后静脉注射磷酸泼尼松龙 40 mg（溶于生理盐水 10 mL，3 ~ 5 分钟注射完），此后每小时收集尿标本 1 次，共 2 ~ 4 次。收集标本时注意清洁外阴，记录尿量，并取少量中段尿做细胞计数。如注射后尿白细胞排出明显增多，大于 10 万 /h 对诊断有参考价值。有时还可出现尿路刺激症状或细菌培养阳性。

3. 尿培养

尿定量细菌培养的诊断价值已如前述，但是慢性肾盂肾炎尿培养常常无菌。

4. 肾盂造影

排泄性肾盂造影可见到肾脏缩小、表面不平，有肾盂积水及由于粗大的瘢痕使相应的肾乳突回缩等现象。同时还可了解泌尿系统有无先天性畸形及尿路梗阻。对于反复急性发作的患者。可行排尿时膀胱尿道造影，可诊断膀胱—输尿管反流。对于已有慢性肾衰竭的患者，排泄性肾盂造影不显影，没有诊断价值，而逆行性肾盂造影虽非禁忌，但可招致上行性感染及诱发坏死性肾乳突炎，使病情恶化，故尽可能不做。

5. 肾活检

针穿刺肾活检见到慢性肾盂肾炎的病理改变可做出慢性肾盂肾炎的诊断，但是任何原因引起的慢性间质性肾炎有相似的病理改变，无法鉴别。由于病变呈灶性分布，不一定能抽出有病变的组织，故肾活检正常不能除外慢性肾盂肾炎。肾活检的组织标本有可能培养出细菌，但大多数患者感染已消失，不能培养出细菌。

（四）治疗

当从尿中培养出致病菌时，应根据细菌敏感试验选用抗菌药物，细菌尿控制后，采用长期抑制疗法至少半年至 1 年，以防止肾组织的进行性破坏。应仔细寻找可以修复的尿路梗阻，给予纠正。但在进行检查时，要注意不要把细菌带入泌尿系统。应避免对肾有潜在毒性的药物。患者患其他疾病如感冒、胃肠道疾病等要进行细致的治疗。任何有可能引起脱水的疾病都有可能使肾功能进一步破坏。

第二节　急性尿路感染

急性尿路感染是各种病原菌入侵泌尿系（包括肾脏、输尿管、膀胱、尿道等部位）引起的急性感染性疾病。以急性肾盂肾炎和急性膀胱炎多见。在感染性疾病中仅次于呼吸道感染。尿路感染分为上尿路感染和下尿路感染。下尿路感染中，急性膀胱炎最常见，上尿路感染中，急性肾盂肾炎最常见。尿路感染最常见的病原菌是大肠杆菌，占 70% 以上。尿路感染多见于女性。男性 50 岁以上有前列腺肥大者易患此病。尿道的介入性操作或性交后发生细菌的移位而引起尿路感染。妊娠或引起免疫力低下（老年、慢性疾病、乙醇或毒品滥用、糖尿病、AUDS 等）的危险因素存在时，可增加感染率。

一、病因

致病菌主要为革兰阴性杆菌，85% 以上为大肠杆菌。

二、感染途径

（一）上行感染

指细菌经由尿道口侵入，依次感染膀胱、输尿管、肾盂等部位。这是急性尿路感染时细菌的主要入侵途径。

（二）血源性感染

仅占泌尿系感染的 3% 以下。身体任何部位细菌感染灶所产生的菌血症或败血症，若细菌毒力较强或肾组织有缺血则容易导致肾盂肾炎。多见于金黄色葡萄球菌感染。

（三）淋巴道感染

少见。如盆腔感染可经输尿管周围淋巴管播散至膀胱。

（四）邻近组织蔓延感染

更为少见。如阑尾脓肿、盆腔感染蔓延至泌尿系。

三、发病机制

发病机制不是十分清楚，可能机制为细菌内毒素降低输尿管的蠕动，使输尿管内尿液淤积形成生理性梗阻，或细菌黏附在膀胱壁上是感染的重要环节。

四、临床表现

本病可发生于各个年龄，以育龄期妇女最多见，起病急剧主要有下列症状。

（一）急性下尿路感染

以尿频、尿急、尿痛、耻骨上区不适、恶臭的云雾状尿或血尿等泌尿系症状为主，一般不伴有腰酸、腰痛或发热等全身症状，多饮水后有时症状能减轻或消失。

（二）急性上尿路感染

1. 一般症状

高热、寒战，体温多在 38 ～ 39℃，甚至高达 40℃，常伴有头痛、全身酸痛等，热退时大汗。

2. 泌尿系症状

患者腰痛，多为酸痛或钝痛，少数有腹部绞痛，沿输尿管向膀胱方向放射。患者有尿频、尿急、尿痛等膀胱刺激症状。体检时在上输尿管点（腹直肌外缘与脐水平线交点）或肋腰点（腰大肌外缘与第 12 肋交叉点）有压痛，肾区叩击痛阳性。

3. 胃肠道症状

食欲缺乏、恶心、呕吐，个别患者出现中上腹或全腹疼痛。

五、体格检查

（一）一般检查

急性肾盂肾炎时体温升高，严重感染时可出现感染性休克，有血压的降低、心率增快。

（二）腹部检查

膀胱炎触诊耻骨弓上区可有压痛。肾盂肾炎时季肋点、肋脊点、肋腰点可有压痛。

（三）生殖泌尿系统

女性患者要系统检查外阴和盆腔，男性要检查睾丸和前列腺以发现其他引起本病的原因。

六、辅助检查

（一）尿分析和尿培养

收集干净的中段尿。对于不能排尿、病情危重、阴道出血或分泌物多者，可放置导尿管收集尿液。

1. 尿常规

是最简便而可靠的检测方法，宜留清晨第 1 次尿液待测。尿蛋白常为阴性或微量，当尿白细胞＞ 5 个 / 高倍视野称白细胞尿，提示可能有尿路感染。少数患者尿检可见有镜下血尿或肉眼血尿。

2. 尿细菌定量培养

是诊断尿路感染的一项重要指标。当清洁中段尿培养菌落计数 $\geqslant 10^5/mL$ 时，为有意义的细菌尿。尿菌量在 $10^4 \sim 10^5/mL$ 者为可疑阳性；如清洁中段尿培养菌落计数 $< 10^4/mL$ 则可能是污染。若两次中段尿培养为同一细菌，并且菌量 $\geqslant 10^5/mL$，虽无尿路刺激症状，但仍要考虑存在尿路感染。

3. 尿涂片镜检细菌

采用未经沉淀清洁中段尿 1 滴，涂片革兰染色，用油镜找细菌，如平均每个视野 $\geqslant 1$ 个细菌，为有意义细菌。并可根据病菌情况选择有效抗生素。

（二）血液检查

可行白细胞计数及分类、血培养及药敏，急性肾盂肾炎患者的白细胞计数可 $> 10 \times 10^9/L$，中性粒细胞比例升高。对考虑肾盂肾炎患者，要行血肌酐和尿素氮测定以评价肾功能。

（三）肾小管功能检查

尿中小分子蛋白如 β_2- 微球蛋白、α_1- 微球蛋白一过性增高。有肾小管功能受损表现者多提示患上尿路感染。

（四）影像学检查

超声或 X 线造影了解有无梗阻、先天畸形或肾周脓肿等。

七、诊断依据

根据有尿频、尿急、尿痛或血尿等症状或合并有畏寒、发热时，应初步考虑有尿路感染。同时根据患者的具体情况做出初步的定位诊断。

（一）尿路感染定位

如患者有发热，体温高于 38℃，有明显的腰部疼痛、肋脊角压痛及叩痛，应考虑肾盂肾炎。

单纯的膀胱刺激症状初步考虑膀胱炎。实验方法中若有免疫荧光技术检查尿沉渣中抗体包裹细菌（ABC）阳性、尿内 β_2 微球蛋白排出量升高或出现尿白细胞管形则需考虑急性上尿路感染的诊断。此外,也可膀胱冲洗后再收集流入膀胱内的尿液做培养,若细菌阳性则考虑上尿路感染。

（二）真性细菌尿

尿路感染的诊断主要以有无真性细菌尿为准,如有真性细菌尿者可诊断为尿路感染。真性细菌尿的定义是：在排除假阳性的前提下, 膀胱穿刺尿定性培养有细菌生长, 清洁中段尿定量培养菌落计数 $\geq 10^5/mL$,如果临床上无尿路感染症状,则要求 2 次清洁中段尿定量培养的细菌量均 $\geq 10^5/mL$,且为同一菌种,才能确定为真性细菌尿。

八、鉴别诊断

（1）尿道综合征：多见于女性。有尿频、尿急、尿痛的症状但尿检正常,且清洁中段尿培养为无菌生长。

（2）泌尿系统结核：膀胱刺激症状明显,肉眼血尿多见,伴有单侧腰痛,部分合并生殖系统结核或肺结核。有低热,清洁中段尿培养阴性。24 小时尿沉渣涂片查见抗酸杆菌。

九、急诊处理

急性尿路感染的治疗目的为控制症状、清除病原菌、去除诱发因素、防止再发及预防并发症。

（一）一般治疗

应鼓励患者多饮水、勤排尿,以降低髓质渗透压, 提高肌体吞噬细胞的功能, 并冲洗掉膀胱内的细菌。发热者需卧床休息。可服用碳酸氢钠（1.0 g, 3 次 / 天）以碱化尿液。以减轻膀胱刺激征。并能增强青霉素、磺胺类药物的疗效。有诱发因素者应积极去除,如治疗肾结石、肾积水等。

（二）抗感染治疗

1. 轻度尿路感染

在未经药物敏感试验时, 可选用对革兰阴性杆菌敏感的抗生素 3 天疗法口服治疗。若治疗失败或有轻度发热尿路感染者,可口服有效抗菌药物 14 天。

2. 较重尿路感染

应卧床休息。在应用抗生素治疗前留取尿标本做尿常规和细菌培养。在未获取细菌学标本之前, 选用头孢三代加用喹诺酮类药物静脉滴注。细菌培养及药敏结果出来后, 选用更为有效的或肾毒性较小的抗生素。

3. 重症肾盂肾炎

患者多伴有寒战、高热、血白细胞升高、核左移等严重全身感染症状,甚至并发革兰阴性菌败血症。应选用多种抗生素联合治疗。在未获得细菌学检查结果之前,选用部分合成的广谱青霉素或头孢三代类抗生素,同时联合氨基糖苷类抗生素或喹诺酮类的药物。全身感染症状严重或有感染性休克时,在抗感染治疗的同时应作相应的对症处理。

十、预后

大多数无并发症尿路感染者,恢复较快。若合并有感染性休克者预后较差。因各种原因导致肾盂肾炎长期反复发作，最终出现肾功能的损害发生尿毒症者，预后较差。

第三节　前列腺炎

前列腺炎是多种复杂原因和诱因引起的前列腺的炎症、免疫、神经内分泌参与的错综的病理变化，导致以尿道刺激症状和慢性盆腔疼痛为主要临床表现的疾病。前列腺炎的临床表现多样化，可出现会阴、耻骨上区、腹股沟区、生殖器疼痛不适；尿道症状为排尿时有烧灼感、尿急、尿频、排尿疼痛，可伴有排尿终末血尿或尿道脓性分泌物；急性感染可伴有恶寒、发热、乏力等全身症状。

一、急性细菌性前列腺炎

急性细菌性前列腺炎（ABP）由细菌感染引起，多为大肠杆菌，起病急，临床症状重，前列腺液镜检有大量白细胞，细菌培养阳性。可以发生在各个年龄阶段，但青春期前期的男性患者很少见，常发生于成年男性。随着年龄的增大，其发病率有增高的趋势。

（一）病因及发病机制

1. 病因

急性细菌性前列腺炎的病因是由致病微生物引起的感染性炎症，主要是革兰染色阴性菌，其中大肠杆菌为主，其他病原菌还包括变形杆菌、克雷白杆菌、葡萄球菌、铜绿假单胞菌（绿脓杆菌）等，偶尔也可以由其他的病原菌如沙门菌、淋球菌等引起。细菌感染的途径有3个。

（1）血行感染：感染从体内某一病灶经血流而传至前列腺。

（2）淋巴感染：肛门、结肠炎症以及下尿路感染通过淋巴管而感染前列腺。

（3）直接蔓延：后尿道感染通过前列腺导管开口而入腺体。另外，在经直肠或经会阴前列腺穿刺活检后，有时可引起急性细菌性前列腺炎，甚至可能发生由厌氧菌引起的败血症，比如脆弱拟杆菌、梭状芽孢杆菌等。

2. 病理表现

急性细菌性前列腺炎的病理改变主要为前列腺充血，肿胀，腺泡增大，腺泡及其周围组织可见多形核白细胞浸润，腺管内上皮细胞脱落，充满细胞碎屑，间质内有不同程度的淋巴细胞，浆细胞及巨噬细胞浸润，病变较弥散并可发生小脓肿。小脓肿逐渐增大，扩展到1个叶或整个腺体，可散布到前列腺旁间质中或延及输精管壶腹部或精囊。

（二）临床表现

起病急，可表现为寒战、高热，伴有持续和明显的下尿路感染症状，如尿频、尿急、尿痛、排尿烧灼感，排尿困难、尿潴留，后尿道、肛门、会阴区坠胀不适。血液和尿液中白细胞数量升高，细菌培养阳性。

（三）诊断

1. 根据临床症状及体征可以做出明确诊断

原则上，急性细菌性前列腺炎的诊断在客观上要依据前列腺分泌物化验及培养结果，但前列腺急性感染时要避免前列腺按摩，而急性细菌性前列腺炎通常伴随急性膀胱炎一起发生，所以根据膀胱尿培养的结果就可以初步确定急性细菌性前列腺炎的致病菌种。当患者症状明显好转或血清中抗生素达到一定水平时，可以谨慎地进行前列腺按摩，收集前列腺液进行常规检查、细菌培养及药敏试验。除患者的血、尿常规及前列腺液检查外，尿三杯试验对鉴别诊断非常重要。

2. 细胞学改变

急性细菌性前列腺炎的前列腺液涂片，在镜下可见大量的中性白细胞、陈旧的红细胞和含脂肪的巨噬细胞。也可见到变性的前列腺上皮细胞，细胞形态不规则，有的腺上皮细胞变性坏死，细胞核溶解消失。若前列腺脓肿形成，涂片中除变性的腺上皮细胞外，以脓细胞及坏死物为主。

3. B超检查

可正常或轻度增大，形态尚对称，包膜增厚但无中断，内部回声多呈分布不均的低回声区。当出现脓肿时，脓肿区呈边缘不齐的厚壁的无回声区或低回声区，无回声区内可有分隔。彩色多普勒示前列腺血流增多。

（四）鉴别诊断

急性细菌性前列腺炎主要与急性尿道炎、急性膀胱炎、急性肾盂肾炎等其他泌尿系的感染相鉴别。

1. 急性尿道炎

早期表现为尿道口红，出现尿路刺激症状，迅速出现尿道口溢脓，可伴有腹股沟淋巴结肿大及发热等全身症状，尿三杯试验仅第一杯混浊，尿道分泌物检查可确定感染病原体。直肠指检前列腺不大，无触压痛。

2. 急性膀胱炎

尿频、尿急、尿痛等膀胱刺激征明显，尿痛感在会阴部或耻骨上区。一般无明显的全身症状，肉眼可见尿混浊，可有全程或终末血尿。

3. 急性肾盂肾炎

早期出现高热、寒战等全身症状，双侧腰痛，进而出现膀胱刺激征，尿检出现白细胞、红细胞、细菌和少量蛋白。

（五）治疗

1. 一般治疗

卧床休息，多饮水，通便，退热，止痛等对症处理。禁忌前列腺按摩以免感染扩散，排尿困难者予受体阻滞剂口服，如那妥特拉唑嗪等，出现急性尿潴留时首选耻骨上膀胱穿刺造瘘，因经尿道导尿患者往往难以忍受且易导致并发症的发生，现也有学者认为可短时间留置细硅胶导尿管（F12以内）。会阴部热敷或坐浴，可用止痛剂或解痉药物；高热给予退热处理。患者在治疗期间应适当增加饮水并加强营养，除酒类、辣椒等可造成局部症状加重的辛辣食品以及某些可影响抗生素吸收或活性的食品外，通常不必选择或拒绝食物的类别。

2. 抗生素治疗

急性细菌性前列腺炎诊断一旦成立，取血、尿标本做细菌培养及药敏试验后，应立即静滴抗生素。尽管正常情况下多数药物难以通过前列腺脂质包膜进入前列腺组织，但在急性炎症时通透性明显增加使大多数药物都能渗透到前列腺组织中达到有效的治疗浓度。在细菌培养及药敏结果出来以前，应根据经验选择能够覆盖革兰阴性杆菌和革兰阳性细菌的广谱抗生素，如氨苄西林与氨基苷类药物合用，如头孢类、氟喹诺酮类等。临床表明，抗生素治疗效果明显，大多数患者数天内病情明显好转而度过急性期。如用药后症状没有明显改善应怀疑是否有前列腺脓肿形成，另外，应根据药敏结果调整用药。一般静脉用药至体温正常后改用口服抗生素 4 周左右，注意疗程不宜太短，口服抗生素可选用氟喹诺酮类或磺胺类。

3. 穿刺引流

并发前列腺脓肿时，应经尿道切开引流或经会阴穿刺引流。

（六）预后

大多数急性细菌性前列腺炎预后良好，治愈率可达 95% 左右。但有少数患者可转为慢性细菌性前列腺炎。

二、慢性细菌性前列腺炎

慢性细菌性前列腺炎（CBP）是由一种或数种病原菌引起的前列腺的慢性细菌感染，在前列腺相关疾病中较少见。男性中一些反复的泌尿道感染可起源于慢性细菌性前列腺炎。大多数致病菌为大肠杆菌（E-coli）。慢性细菌性前列腺炎复发率较高，超过 50%。长期规范的联合抗生素治疗可以提高治愈率。

（一）病因及发病机制

慢性细菌性前列腺炎的病因与急性细菌性前列腺炎基本相同，细菌培养也具有相类似的致病菌。病原体主要为葡萄球菌属，其次为大肠埃希杆菌、棒状杆菌属及肠球菌属等。

在解剖结构上，前列腺的腺管进入前列腺的周围带，使尿液容易进入前列腺，与此同时，必然影响前列腺液的顺利引流入尿道。此外，前列腺周围带导管是经过了后叶、侧叶，然后到前部，这使得感染以及炎症所引起的水肿可以压迫导管进一步阻止前列腺液的引流排出。在这种情况下，感染物质的堆积和阻塞造成了腺管内的纤维组织沉积以及结石的形成，从而促进了慢性炎症的发生和发展。另外，前列腺分泌功能障碍也被认为是细菌性前列腺炎（特别是慢性细菌性前列腺炎）的发病机制之一。

由尿液逆流等途径进入前列腺的细菌在前列腺中停留及繁殖，进一步促进了慢性细菌性前列腺炎的发生。这些细菌通过纤毛及糖蛋白外衣等结构可以黏附于导管和腺泡壁，并且导致前列腺结石的形成。而结石的形成又为细菌的生长提供了微环境，阻碍药物及巨噬细胞对细菌的清除。通过经直肠超声检查，在慢性细菌性前列腺炎的患者中有很大一部分有前列腺结石。

前列腺内尿液反流在前列腺炎的发生及病程迁延上是一个重要因素。人们为了证实前列腺部尿道内尿液可反流至前列腺腺管和腺泡，已有许多证据：

（1）前列腺结石的成分含尿液晶体成分，尿酸和一水草酸钙。

（2）对前列腺炎患者前列腺按摩液进行分析，证明 EPS 中肌酐和尿酸盐来自尿（浓度高于血清）。

（3）以直径为 70 ～ 100 m 的碳粉悬液通过造瘘管注入男性尸体膀胱，维持膀胱内压 50 cmH$_2$O 共 20 min，然后切除膀胱、前列腺和尿道，作肉眼和光镜观察，发现 70% 的前列腺管内有碳粉。另对因排尿阻塞需做前列腺电切术和明确为慢性非细菌性前列腺炎患者做临床试验，分别从导尿管注入 400 mL 碳粉悬液，令排尿。在 72 小时后通过按摩获得的前列腺液中寻找碳粉阳性率 100%；对切除的前列腺组织镜检，见前列腺组织内有黑色碳粉，且在周边组织碳粉似乎更密集。据此，Kirby 得出如下结论：①尿液反流是细菌性前列腺炎的感染途径；②反流尿液成分能形成前列腺结石；③反流的尿液导致非细菌性前列腺炎。

（4）有人用同位素 ^{99m}TC-DTPA 尿路动态显像法观察，慢性前列腺炎患者和正常人对照，发现患者在排尿过程中及排尿后均存在明显的尿液反流至前列腺，对照组未见明显反流现象。

（5）我们在经皮穿刺输精管精道造影中发现神经性膀胱患者中有造影剂反流至前列腺内，局部显影清楚。

（二）病理表现

慢性细菌性前列腺炎的病变主要在外周区，很少在中央区，常波及后尿道。病变组织中，主要以淋巴细胞和单核细胞浸润为主的非特异性炎症伴有不同程度的纤维组织增生。病变附近前列腺腺管和腺体常有不同程度的萎缩与增生，部分腺管和腺体可成囊状扩张，囊腔内有多数淀粉样小体（前列腺凝集体）及分泌物，有时也可看到已钙化的淀粉样小体，即前列腺结石。长时间的慢性炎症使腺体结构破坏，皱缩逐渐纤维化，纤维化波及后尿道，可使膀胱颈部硬化挛缩，也可使精囊和射精管开口因纤维化而狭窄。一般认为膀胱颈部硬化挛缩继发于后尿道炎症，因此，在切片中可见平滑肌为结缔组织所替代，或伴有炎症表现。

（三）临床表现

1. 慢性细菌性前列腺炎的临床表现

呈多样性，多数患者往往有泌尿系统感染病史。有个别患者可无任何症状，只是因为无症状菌尿而在就诊时发现患者有慢性细菌性前列腺炎。虽然慢性细菌性前列腺炎可由急性细菌性前列腺炎迁延而来，但是多数患者没有急性细菌性前列腺炎病史。

2. 尿路刺激症状

主诉有尿频、尿急、尿痛，夜尿增多，晨起尿道外口常有稀薄水样分泌物或有较浓厚的乳白色黏液。

3. 疼痛症状

部分患者可有耻骨上、会阴区、骨盆区、下腹部、腰骶部、腹股沟区、大腿内侧不适或疼痛以排尿时为著。

4. 性功能异常

不少病例还主诉性欲减退，勃起功能障碍，血精，早泄等。

5. 神经系统症状

可有全身不适，疲乏无力甚至失眠等类似神经官能症。

6. 前列腺直肠指检

无特异性改变，但可有局限性压痛，质地变硬、不规则等。

上述症状的轻重可用国立卫生研究院前列腺炎症状指数（NIH-CPSI）进行症状评价。

（四）诊断

慢性前列腺炎：须详细询问病史、全面体格检查（包括直肠指检）、尿液和前列腺按摩液常规检查。推荐应用 NIH 慢性前列腺炎症状指数进行症状评分。推荐"两杯法"或"四杯法"

进行病原体定位试验。

为明确诊断及鉴别诊断，可选择的检查有精液分析或细菌培养、前列腺特异性抗原、尿细胞学、经腹或经直肠 B 超（包括残余尿测定）、尿流率、尿动力学、CT、MRI、尿道膀胱镜检查和前列腺穿刺活检等。

具体诊断方法如下。

1. 病史采集

2. 体格检查

直肠指检可了解前列腺大小、质地、有无结节、有无压痛及其范围与程度，盆底肌肉的紧张度、盆壁有无压痛，按摩前列腺获得前列腺液。

3. 实验室检查

（1）前列腺按摩液（EPS）常规检查：正常的 EPS 中白细胞＜ 10 个 /HP，卵磷脂小体均匀分布于整个视野，pH6.3 ～ 6.5，红细胞和上皮细胞不存在或偶见。当白细胞＞ 10 个 /HP，卵磷脂小体数量减少，有诊断意义。

（2）尿常规分析及尿沉渣检查：尿常规分析及尿沉渣检查是排除尿路感染、诊断前列腺炎的辅助方法。

（3）细菌学检查：慢性前列腺炎推荐"两杯法"或"四杯法"病原体定位试验。

（4）其他病原体检查：包括沙眼衣原体和支原体检查。

（5）其他实验室检查：前列腺炎患者可能出现精液质量异常，如白细胞增多、精液不液化、血精和精子质量下降等改变。在部分慢性前列腺炎患者中也会出现 PSA 升高的情况。尿细胞学检查在与膀胱原位癌等鉴别方面具有一定价值。

4. 器械检查

（1）B 超：尽管前列腺炎患者 B 超检查可以发现前列腺回声不均，前列腺结石或钙化，前列腺周围静脉丛扩张等表现，但目前仍然缺乏 B 超诊断前列腺炎的特异性表现，也无法利用 B 超对前列腺炎进行分型。

（2）尿动力学：①尿流率，尿流率检查可以大致了解患者排尿状况，有助于前列腺炎与排尿障碍相关疾病进行鉴别；②尿动力学检查，可以发现膀胱尿道功能障碍。

（3）CT 和 MRI 对鉴别精囊、射精管等盆腔器官病变有潜在应用价值，但对于前列腺炎本身的诊断价值仍不清楚。

（五）鉴别诊断

慢性细菌性前列腺炎与尿路感染（UTI）关系密切，同时很容易与其他附属性腺感染（如精囊炎）相混淆；同时，也应该注意与前列腺增生、肿瘤、结石等其他前列腺疾病相鉴别。

1. 慢性尿道炎

表现为反复出现的不同程度的尿路刺激症状，尿道口多有晨起"糊口"现象，尿道口红，与慢性细菌性前列腺炎鉴别主要靠细菌定位培养技术。

2. 精囊炎

多同时并发慢性细菌性前列腺炎，临床表现相似，血精是精囊炎的临床特征，B 超或 CT 检查可能发现精囊增大等炎症改变。

3. 前列腺痛

这些患者表现为持续的尿频、尿急、尿痛，会阴、下腹、腰骶部等部位疼痛不适。直肠指检查两侧肛提肌压痛明显，前列腺触诊正常无压痛。前列腺液检查正常，细菌培养阴性。

4. 前列腺结核

症状与慢性细菌性前列腺炎相似，但常有泌尿系结核或其他部位结核病史，直肠指检查前列腺呈不规则结节状，附睾肿大变硬，输精管有串珠状结节，前列腺液结核杆菌涂片检测或PCR-TB 检测呈阳性。

（六）治疗

1. 一般治疗

禁酒及刺激性食物，鼓励正常性生活（如感染未控制，采取保护措施），热水坐浴，避免久坐于硬物上，避免长时间骑车等。定期前列腺按摩挤出前列腺液，热水坐浴等有助于炎症的消退。

2. 药物治疗

这类患者多需要长期、足量的抗生素治疗。目前认为 SMZ-CO 及氟喹诺酮类药物对慢性细菌性前列腺炎的疗效最好，SMZ-CO 有效率为 15%～60%，氟喹诺酮类疗效为50%～90%。常用剂量与方法：SMZ-CO 口服双倍量，每日 2 次；氧氟沙星 300 mg，每日 2 次；多西环素 100 mg，每日 2 次，首剂 200 mg。口服抗菌药的疗程尚无定论，一般认为至少 6 周，多数患者可能需要 12 周。对于抗生素治疗无效的患者，可定期进行前列腺按摩。

近年来，直接向前列腺内注射抗生素治疗慢性细菌性前列腺炎取得较佳疗效，国内外有许多报道。目前常用于注射治疗的药物为氨基苷类（阿米卡星、庆大霉素）与头孢类。注射途径常用经会阴或直肠注射法，如在 B 超引导下注射更能提高准确性。根据前列腺液细菌培养及药敏选择抗生素，每周 1～2 次，一个疗程不超过 10 次，每次前列腺两侧叶可同时注射或交替注射。但也有学者反对这种治疗方法，认为反复穿刺引起前列腺纤维化加重腺管阻塞，引流更加不畅，细菌感染易复发，而且复发后治疗更加困难。此外，局部用药细菌易产生耐药性，而且穿刺注射本身是带来感染的危险因素。

3. 手术治疗

手术治疗的适应证是药物治疗不能治愈或不能完全控制的 CBP 患者，特别是前列腺结石患者。若手术时能成功地切除所有感染组织和结石，那么 TURP 术可达到治愈效果。但这种治疗方法很难达到这一目的，因为前列腺周围区域含有大部分的感染灶和结石。前列腺与精囊全切术是一种有效的方法，但手术创伤大，术后有性功能障碍，尿失禁等后遗症，故极少采用。Mearcs 报道采用经尿道前列腺大部分切除术，对抗生素治疗一年以上无效的患者取得较好疗效。具体方法是经尿道切除大部分前列腺组织至外科包膜，切除后进行抗生素治疗 6～8 周，但报道者同时也强调此法并不适用于大多数经抗生素治疗无效的慢性细菌性前列腺炎的患者。

4. 中药治疗

治疗原则是补虚泻实或补泻兼施，对病程长者可施以活血化瘀。湿热蕴结型用二妙丸；肾阴亏损型用知柏地黄丸；肾阳亏损型用桂附八味丸；中气不足型用补中益气丸；气滞瘀阻型用桂枝茯苓丸等。

（七）预后

慢性细菌性前列腺炎易复发，这可能是因为抗生素难以弥散入前列腺腺体内，使前列腺腺体内的细菌不能完全消灭。对于慢性细菌性前列腺炎的复发尚无有效的措施，Nickel 主张长期应用低剂量的抑菌药或预防性抗生素治疗。

（八）护理

患者应自我进行心理疏导，保持开朗乐观的生活态度，应戒酒，忌辛辣刺激食物；避免憋尿、久坐及长时间骑车、骑马，注意保暖，加强体育锻炼。

第四节　急性肾衰竭

急性肾衰竭（acute renal failure，ARF）是由于各种病因引起肾功能急骤、进行性减退而出现的临床综合征。临床主要表现为肾小球滤过率明显降低所致的氮质血症，以及肾小管重吸收和分泌功能障碍所致的水、电解质和酸碱平衡失调。根据尿量减少与否分为少尿型和非少尿型。

一、病因及发病机制

导致急性肾衰的原发疾病涉及临床多个学科；肾毒物质亦有药物及毒物之分。为便于诊断、治疗，常将急性肾衰的病因分为 3 类：肾前性、肾实质性、肾后性（梗阻性）。

1. 肾前性

多种疾病引起的血容量不足或心脏排出量减少，导致肾血流量减少，灌注不足，肾小球滤过率下降，出现少尿。这方面的原发病有：胃肠道疾病（吐、泻）、大面积创伤（渗出液）、严重感染性休克（如败血症）、重症心脏病（如心肌梗死、心律失常、心力衰竭）等。

此型肾衰有可逆性，如能及时识别，经积极处理，肾缺血得到及时改善，肾脏功能恢复，则少尿症状随之消失。反之，可因病情恶化，演变成肾实质性肾衰。

此型肾衰有可逆性，如能及时识别，经积极处理，肾缺血得到及时改善，肾脏功能恢复，则少尿症状随之消失。反之，可因病情恶化，演变成肾实质性肾衰。

2. 肾实质性

本病中的急性肾小管坏死占全部肾衰的 75% 以上，其原发病因有：严重感染性休克（如败血症）、大面积创伤、挤压伤、大手术、妊娠毒血症等；肾毒物质有：抗生素类（如庆大霉素、头孢菌素）、金属类（如铜、汞）、生物毒类（如鱼胆、蕈类）等。上述病因引起肾脏急性缺血、灌注不足、肾小球滤过率下降；同时，肾小管上皮细胞因缺血、缺氧或肾毒物质的直接作用，发生变性坏死，管腔堵塞、溃破，肾间质广泛炎症、水肿，从而导致肾功能急剧下降，临床出现少尿，氮质潴留，水盐、酸碱代谢紊乱等急性肾衰的典型表现。此外，引起本型肾衰的疾病还有重症急性肾炎、急进性肾炎、恶性高血压、肾血管栓塞等。

3. 肾后性（梗阻性）

主要由于下尿路梗阻致肾盂积水、肾间质损害，久之肾小球滤过率也下降。此类原发病有：尿路结石、肿瘤、肾外压迫如前列腺肥大等。患者常突然无尿为本型特点，如能及时解除梗死常可迅速恢复排尿功能。反之也可演变成肾实质性肾衰。

关于急性肾衰的发病机制有如下几方面的理论：肾血流动力学改变（主要指急性肾衰早期肾内血管痉挛，继之缺血损伤），肾小管堵塞、反漏，肾小管上皮细胞的黏附改变、能量代谢紊乱、钙离子内流，以及表皮生长因子对急性肾衰修复的重要作用等。

为便于理解和指导临床诊疗，以下简述肾小管坏死所致急性肾衰。在发病的初期（初发期）和持续进展期（持续期）其发病机制与病理改变各有其特点。当原发病因（如肾缺血）作用于肾脏后 6 小时以内，主要病理改变是肾血管收缩（特别是入球小动脉）、肾血流量减少，肾小球滤过率下降，临床出现少尿，此时肾小管上皮细胞虽有损伤，但尚无严重器质性病变。如原始病因未消除，肾血管持续收缩的结果，导致严重缺血、缺氧，肾小球滤过率进一步下降的同时肾小管上皮细胞发生变性、坏死、脱落，管腔被堵塞、管壁溃破、尿液回漏、溢流于外、间质炎症、瘀血，形成尿流障碍。此发病机制对临床诊断治疗及预后均有重要意义。为防止器质性肾损害。保护肾功能，从而改善预后，关键是及早发现肾内血流动力学变化，及早进行有效处理。

二、临床表现

起病急骤，常在各种原发病的基础上或肾毒物质的作用下出现少尿、血尿素氮及血肌酐升高。临床症状包括原发病的表现，急性肾衰的表现，及并发症 3 方面。根据本病病情的演变规律，分为 3 期，即少尿期、多尿期、恢复期。

部分患者发生急性肾衰时，其尿量并无减少，24 小时尿量可超过 500 mL 以上，称为"非少尿型急性肾衰"。

（一）少尿期

1. 尿量减少

尿量明显减少，24 小时少于 400 mL 者为少尿，少于 100 mL 者为无尿。一般少尿期持续时间平均 10 天左右，短则 2 天，长则 4 周；如超过 4 周提示肾实质损害严重。

2. 氮质血症

由于代谢产物在体内滞留，血液中尿素氮（BUN）和肌酐（Scr）逐渐升高，其升高速度与患者体内蛋白质分解状态有关。一般情况下，每日 BUN 上升约 3.6 ～ 7.1 mmol/L、Scr 44.2 ～ 88.4 μmol/L；如有继发感染发热、广泛组织创伤、胃肠道出血等，则蛋白质分解加速，每日 BUN 上升 10.1 ～ 17.9 mmol/L、Scr 176.8 μmol/L，此为高分解代谢型肾衰，提示病情严重。与此同时，出现各系统器官受损症状：消化系统可有厌食、恶心、呕吐，严重时不同程度消化道出血、黄疸等；心血管系统可有血压升高、心律失常、心衰、心包积液等；神经系统表现为定向障碍、淡漠，严重者嗜睡、抽搐、昏迷；血液系统可有轻度贫血，皮肤黏膜出血，严重者可发生弥漫性血管内凝血（DIC）。

3. 水、电解质紊乱及酸碱平衡失调

（1）水潴留过多由于肾缺血，肾小球滤过率下降，肾小管损害等排尿减少，水在体内积聚，如此时进液未予控制可发生"高血容量"危象，并由此导致脑水肿、肺水肿及充血性心力衰竭等严重并发症，为死亡原因之一。

（2）高钾血症由于肾排钾减少、感染、创伤、出血、输入库存血液、进食含钾丰富的食物以及酸中毒等，血钾浓度可在短期内迅速升高，且临床症状不明显。高血钾对心脏有毒性作用，如不及时发现，进行有效处理（透析等），常可因心室颤动或心搏骤停而迅速导致死亡。

（3）代谢性酸中毒由于酸性代谢产物在体内滞留所致。

4. 继发感染

常见有肺部及尿路感染、皮肤感染等。

5. 急性肾衰并发其他脏器衰竭，或多脏器衰竭中存在急性肾衰

此等重症常发生于严重败血症（最多见于革兰阴性杆菌败血症）、感染性休克、创伤、战伤、手术后、病理性妊娠等。临床除具备急性肾衰表现外，同时并存其他脏器衰竭危象，如呼吸衰竭、循环衰竭、肝功能衰竭、弥漫性血管内凝血、广泛小血管栓塞等，预后恶劣。

（二）多尿期

经过少尿期后，排尿逐渐增加，当每日排尿量超过 400 mL 时，进入多尿期。平均持续 10 天左右，此期尿量逐日增加，一般每日 3 000 mL 左右，亦可高达每日 5 000 mL 以上。如补液不及时，可发生脱水、电解质丢失。此期 BUN、Scr 经过短时间上升后，随之下降到正常范围。此时患者虚弱，抵抗力差，容易并发感染和发生水盐代谢紊乱等，不及时处理，也可引起严重后果。

（三）恢复期

排尿量进入正常，BUN、Scr 正常，患者症状改善，一般情况好转。此期长期因病情及肾损害程度而异，一般 6 个月～1 年肝功能可完全恢复，损害严重者，恢复期可超过 1 年，个别可遗留永久性损害。

非少尿型肾衰：排尿量每日超过 400 mL，甚至如常人，但其 BUN 和 Scr 仍随病情进展而升高。其病因多与肾毒物质有关，其中又以庆大霉素的不合理使用最为常见，其发病与该类抗生素使用剂量过大或使用后抗体产生变态反应等有关。由于此型，肾衰症状不典型，容易为临床忽略或为原发病掩盖而延误诊断。非少尿型肾衰经及时发现，正确处理，一般预后较好，病死率比少尿型低。

三、实验室检查

（1）尿常规检查。是早期发现肾损害的重要指标之一。少尿期、无尿期尿颜色多呈酱油色或混浊，镜检有蛋白、红细胞、白细胞及管型。多尿期尿色清白。

（2）尿比重测定。少尿期尿比重常 > 1.025；多尿期和恢复期尿比重多在 1.010 ～ 1.016 范围，尿渗透压下降，接近血浆水平，多在 300 ～ 400 mosm/L 范围。

（3）尿钠浓度测定。尿钠浓度常 > 400 mmol/L，尿钠和血浆尿素氮之比 < 20，有助于急性肾衰竭的早期诊断。

（4）血生化检查。血尿素氮、肌酐、钾、磷进行性升高，二氧化碳结合力、血钠、钙降低，内生肌酐清除率明显下降，多在 5 mL/min，血肌酐 / 尿肌酐 < 15。

（5）肾衰指数—血钠浓度 / 尿肌酐或血肌酐 > 2。

（6）其他。B 超、肾图、腹部 X 线平片有助于本病的诊断和鉴别诊断，可酌情选用。

四、鉴别诊断

1. 肾前性氮质血症

肾脏本身无器质性病变，有循环衰竭和血容量不足病史，尿诊断指标可资鉴别。偶有休克患者收集不到尿标本，可测定中心静脉压，肾前性氮质血症常 < 0.49 kPa（50 mmH$_2$O）。而急性肾小管坏死则正常或偏高。对难于鉴别的病例，可行补液试验，用 5% 葡萄糖液或生理盐水 500 mL，在 30 ～ 40 min 内输入，若血压升高，尿量增多，血 BUN 下降，提示为肾前性氮质血症。如果血容量已纠正，血压恢复正常，而尿量仍少，可予 20% 甘露醇 200 ～ 500 mL，20 min 内静滴，或呋塞米 200 ～ 300 mg 静注，如尿量增加，提示为肾前性氮质血症，如尿量不增加，则支持肾小管坏死的诊断。

2. 肾后性氮质血症

尿路梗阻多有原发病史（如结石、盆腔肿瘤、前列腺肥大等），膀胱触诊和叩诊可发现膀胱因积尿而膨胀。直肠指诊和妇科检查也有助于发现梗阻原因。腹部平片对诊断阳性尿路结石有帮助，B 超和静脉肾盂造影可发现双肾增大，有肾盏、输尿管扩张。同位素肾图示梗阻图形。CT、磁共振对诊断肾盂积水和发现结石、肿瘤均有帮助。

3. 肾实质疾病

急进性肾炎、重症链球菌感染后肾炎、肾病综合征大量蛋白尿期、系统性红斑狼疮肾炎、过敏性紫癜肾炎等均可引起急性肾衰。患者均有原发病的病史、症状和体征，尿蛋白多超过 2 g/ 天，多伴血尿、红细胞管裂、高血压及水肿。鉴别诊断有困难时，应行肾活检。

急性间质性肾炎多由药物过敏引起，突然发生少尿和急剧，肾功能减退，伴发热、皮疹、淋巴结肿大，血嗜酸性细胞及 IgE 增高，尿沉渣中有较多嗜酸性细胞，轻度蛋白尿，血尿及红细胞管型少见。

五、治疗

（一）少尿期的治疗

1. 饮食与维持水平衡

应严格限制蛋白质，可给优质蛋白 0.5 g/kg，大量补充氨基酸，补充足够热卡，> 8 368 kj/ 天（2 000 kcal/ 天），以减轻高分解代谢状态。控制液体入量，每日液体入量应≤前一日排尿量＋大便、呕吐、引流液量及创面渗液＋500 mL（为不显性失水量—内生水量）。一般认为体温每升高 1℃，每小时不显性失水量增多 0.1 mg/kg。少尿期应严密监测体重、液体出入量、血钠、血钾、中心静脉压、心率、血压、血 BUN 和 Cr。

2. 早期解除肾血管痉挛

①小剂量多巴胺每 1 ～ 4 μg/kg，能扩张肾血管，其单用或与呋塞米合用能有效增加尿量；②静滴甘露醇亦能扩张血管，增加肾血流量和肾小球静脉压，并有助于维持肾小管液流量，防止细胞和蛋白质碎片堵塞肾小管。20% 甘露醇 60 mL 于 3 min 内静注或 20% 甘露醇 200 mL 于 15 min 内静滴；③应用利尿合剂：普鲁卡因 0.5 g、维生素 C 3 g、咖啡因 0.25 g、氨茶碱 0.25 g 加入 20% 葡萄糖 200 mL 中静滴，也可在此基础上加用罂粟碱 0.03 g 或甘露醇 20 ～ 30 g，加强其解痉利尿作用；④苄胺唑啉（Phentolamine）20 ～ 40 mg 加入 5% 葡萄糖 500 mL 中静滴，

滴速以 $0.1 \sim 0.3$ mg/min 为宜。

3. 防止和治疗高钾血症

应严格限制摄入含钾过高的食物，包括橘子、香蕉、海带、紫菜、巧克力、豆类制品等。禁用含钾的药物（如青霉素钾盐、门冬氨酸钾镁等）和保钾利尿剂。避免输注陈旧库存血液和清除体内感染病灶和坏死组织。当血钾高于 6 mmol/L 时，可应用高渗葡萄糖和胰岛素滴注维持，每 $3 \sim 5$ g 葡萄糖加 1 U 胰岛素；伴有酸中毒者给予碳酸氢钠溶液；钙剂可拮抗高血钾对心肌的毒性；同时可予钠型离子交换树脂口服或灌肠。血钾 > 7 mmol/L，应采用透析治疗，以血透为宜。

4. 纠正酸中毒

轻度酸中毒（血 HCO_3^- < 15 mmol/L）不必特殊治疗。高分解代谢者酸中毒程度严重，并加重高钾血症，应及时治疗，常予 5% 碳酸氢钠 $100 \sim 250$ mL 静滴，并动态监测血气分析，以调整碳酸氢钠用量，如有心功能不全，不能耐受碳酸氢钠者，则应进行透析治疗。

5. 营养支持

营养补充尽可能部分利用胃肠道，重危患者多需要静脉营养，以提供足够热卡，使尿素氮升高速度减慢，增强机体抵抗力，降低少尿期死亡率，产能减少透析次数。静脉营养液内含 8 种必需氨基酸、高渗葡萄糖、脂肪乳、各种微量元素及维生素。由于其高渗性须由腔静脉插管输入，为避免容量过多致心力衰竭，常需先施行连续性静脉—静脉血液滤过。

6. 抗感染治疗

感染是急性肾衰的常见并发症，多见于血液、肺部、尿路、胆管等部位感染，应根据细菌培养和药物敏感试验，选用那些对肾无毒性或毒性低的抗生素，并按肌酐清除率调整药物剂量。

7. 透析疗法

为抢救急性肾衰的最有效措施，可迅速清除体内过多代谢产物，维持水、电解质和酸碱平衡，防止发生各种严重并发症，使患者度过少尿期。透析指征为：①少尿或无尿 2 天以上；②血钾 > 6.5 mmol/L（6.5 mg/L），内科处理无效者；③血 BUN > $21 \sim 28.7$ mmol/L（$60 \sim 80$ mg/天）或血 Cr > 530.4 μmol/L（6 mg/天）；④体液过多，有急性肺水肿、难控制的高血压、脑水肿和充血性心力衰竭征兆；⑤严重代谢性酸中毒，血 HCO_3^- < 12 mmol/L（12 mg/L）。

血液透析适用于：高分解代谢型危重患者，心功能尚稳定，腹膜脏器损伤或近期腹部手术者。腹膜透析适用于：非高分解代谢型，心功能欠佳，有心律失常和血压偏低，血管通道建立有困难，有活动性出血或创伤，老年或儿童患者。连续性动（静）脉—静脉血液滤过对心血管系统影响小，脱水效果好，可有效防止少尿期体液潴留导致肺水肿，并可保证静脉内高营养疗法进行。

（二）多尿期治疗

治疗重点仍为维持水、电解质和酸碱平衡，防止各种并发症。须注意防止脱水、低血钾和低血钙。患者每日尿量多在 4 L 以上，补充液体量应比出量少 $500 \sim 1\,000$ mL，尽可能经胃肠道补充。在多尿期 $4 \sim 7$ 天后，患者可逐渐恢复正常饮食，仍适当地限制蛋白质，直至血 BUN 和 Cr 恢复正常。

（三）恢复期治疗

可增加活动量，补充营养，服用中药调治以促进肾功能恢复，避免使用对肾脏有害药物，定期随访肾功能。一般经 3～6 个月可恢复到原来的健康水平。个别患者遗留成永久性肾小球或肾小管功能损害，极少数患者可发展为慢性肾衰。

第四章　普外科护理

第一节　普外科护理常规

普外科病种较多，住院人数较多，手术患者多，住院天数短，病床周转较快，普外科护士承担的劳动强度大，所面临的工作压力大，增加了护理的难度。几年来通过实施科学有效的管理，充分调动了护士的积极性和创造潜能，增强了护理队伍的向心力和凝聚力，促进了护理质量的全面提高。

外科护理人员不但要熟练掌握外科的护理理论和技术操作，还要随着外科学的发展进一步向专、深、细的方向开拓，护理人员不能只考虑患者局部的损伤，还要通过与患者交谈，了解患者对疾病的认识、对麻醉手术的疑虑和恐惧心理动态，并进行心理疏导，针对不同的年龄、性别、职业及文化程度给予正确的指导。关心体贴患者，使其振奋精神，以顽强的毅力接受手术治疗。

（1）入院一般常规工作。

（2）急诊入院手术患者在无医嘱前，不给任何饮食。

（3）经常注意创口敷料有无染血、渗出液，敷料有无脱落、移动或过紧等现象，有无循环障碍，有无感染征象。

（4）置有胃肠减压管的患者，应经常检查其吸引效果，注意管腔是否通畅；如有阻塞，应以少量生理盐水冲洗。

（5）各种引流管，应做好标识并妥善固定，接于适当装置上，经常检查，保证其通畅，不受压，不脱落，并注意观察引流物的量及性状。

（6）注意手术或固定肢体的血液循环，防止神经及骨突出处受压。

（7）病情转重或有特殊情况时，应立即通知主管或值班医师，遇有突发的紧急变化，如过敏反应、大出血等，应积极做紧急处理，同时尽快通知有关医师。

一般手术后，除有可能发生休克、内出血，以及高热或伴有心脏病、腹膜炎、颅脑损伤和病情危重或极度衰弱者外，应尽量鼓励患者早期活动，护理上应做到如下。

（1）麻醉清醒后即开始鼓励患者深呼吸，协助患者咳嗽、排痰、翻身及活动四肢，防止肺部并发症。

（2）除禁忌者外，可于手术当日或次日，在护士帮助下开始坐在床沿上进行活动，需注意保暖，谨防受凉。手术后 2～3 天下床，先由护士扶住站立床旁数分钟，行深呼吸，继而绕床行走数步，然后坐在床旁椅上休息 10 分钟，最后上床休息。按上法活动每日 2～3 次，逐渐增加活动次数及范围，至能自由活动为止。

第二节 外科常见病护理

一、单纯性甲状腺肿

单纯性甲状腺肿是指多种原因引起的非炎症性或非肿瘤性甲状腺肿大，一般无甲状腺功能异常。环境缺碘是引起单纯性甲状腺肿的主要因素，高原、山区土壤中的碘盐被冲洗流失，以致饮水和食物中含碘量不足，因此，我国多山各省的居民患此病的较多，故又称"地方性甲状腺肿"。

初期，因缺碘时间较短，可形成弥漫性甲状腺肿，随着缺碘的时间延长，扩张的滤泡聚集成多个大小不等结节，形成结节性甲状腺肿。以女性多见。

（一）术前护理

（1）按外科术前患者一般护理常规。

（2）训练手术体位：术前指导患者训练手术体位（头低、颈过伸位及垫高肩部）。

（3）测定基础代谢率：患者清晨、空腹、安静卧床时测量血压、脉搏，连续3天，计算基础代谢率，排出甲状腺功能亢进。

（4）使用镇静药：术前晚及术晨根据医嘱给予镇静药。

（5）床旁备气管切开用物：床旁备好气管切开包及吸引装置，以备术后抢救使用。

（二）术后护理

（1）按照外科术后患者一般护理常规。

（2）体位护理：术后取平卧位，待血压平稳或全身麻醉清醒后改半卧位，利于呼吸和引流。在改变卧位、坐起和咳嗽时可用手固定颈部，以减少震动，保持舒适。

（3）饮食护理：术后清醒患者给予少量温或凉开水，若无呛咳、误咽等不适，可逐步给予温流质饮食，以后恕不过渡到半流质饮食，避免过热饮食使手术部位血管扩张，加重创口渗血。

（4）病情观察。

1）生命体征：定时测量体温、脉搏、呼吸、血压；注意颈部肿胀、渗血情况，及时更换敷料。

2）并发症的观察及处理。

呼吸困难和窒息：气管塌陷，应立即行气管切开或气管内插管。切口内出血压迫气管所致呼吸困难，颈部明显肿胀，应迅速拆开缝线，敞开切口，清除血肿，结扎出血的血管。喉头水肿者遵医嘱立即应用大量激素，若呼吸困难无好转，可行环甲膜穿刺或气管切开。黏痰堵塞气道者应立即吸痰或行超声雾化吸入。

喉返神经损伤：声音嘶哑，为单侧喉返神经受压或损伤所致，经理疗、发声训练等处理后，一般在3～6个月可逐渐恢复；双侧喉返神经损伤可引起失声，严重者发生呼吸困难甚至窒息。如发生窒息，应立即行气管切开，并做好气管切开护理。

喉上神经损伤：外支神经损伤，可引起声带松弛和声调降低；内支损伤可引起进食，特别是饮水时发生误咽和呛咳，告知患者经理疗后可自行恢复，消除其紧张、焦虑情绪。

手足抽搐：若术中误切或挫伤甲状旁腺，可引起口唇及四肢发紧、麻木、手足刺痛、抽搐等甲状旁腺功能减退表现。应加强监测血钙浓度动态变化。抽搐发作时立即给予 10% 葡萄糖酸钙或氯化钙 1～20 mL 缓慢静脉推注。

（5）健康指导。

1）功能锻炼：患者在切口愈合后，可逐步联系颈部活动，促进颈部功能恢复。

2）防治方法：在流行地区，使用碘化食盐，每 10～20 kg 食盐中均匀加入碘化钾或碘化钠 1 g。多食含碘丰富的海带、紫菜等，必要时遵医嘱给予药物治疗。

二、甲状腺功能亢进

甲状腺功能亢进（简称甲亢）是由各种原因引起循环中甲状腺素异常增多而出现以全身代谢亢进为主要特征的疾病总称。甲亢是常见的内分泌疾病，发病率为 0.5%～1%。甲亢可发生于任何年龄，最多见于 20 岁～40 岁，尤多见于女性患者。按引起甲亢的原因可分为原发性甲亢、继发性甲亢和高功能腺瘤三类。其中原发性甲亢最常见，它是指在甲状腺肿大的同时，出现功能亢进症状，表现为腺体弥漫性、两侧对称肿大，常伴有眼球突出，又称为"突眼性甲状腺肿"。

（一）术前护理

1. 心理护理

（1）解释手术的必要性、手术方式、注意事项。

（2）鼓励患者表达自身感受。

（3）教会患者自我放松的方法。

（4）针对个体情况进行针对性心理护理。

（5）鼓励患者家属和朋友给予患者关心和支持。

（6）对精神过度紧张或失眠者可适当应用镇静和安眠药以消除患者的焦虑心情。

2. 营养支持

（1）患者因代谢率高，常感饥饿，为满足机体代谢亢进的需要，每天需供给患者 5～6 餐，鼓励其进食高热量、高蛋白质和富含维生素的均衡饮食。

（2）主食应足量，可适当增加奶类、蛋类、瘦肉类等优质蛋白以纠正负氮平衡，两餐之间增加点心。

（3）每日饮水 2 000～3 000 mL 以补充出汗、腹泻、呼吸加快等所丢失的水分。但有心脏疾病患者应避免大量摄水，以防水肿和心力衰竭。

（4）禁用对中枢神经有兴奋作用的浓茶、咖啡等刺激性饮料，戒烟、酒。减少进食增加肠蠕动及易导致腹泻的富含纤维的食物。

（5）由于多数患者需服用碘剂进行术前准备，因此，需禁止摄入含碘高的食物，如海带、海鱼、海蜇皮等。

3. 病情观察

（1）局部：①甲状腺有无弥漫性、对称性肿大；肿块大小、质地、有无触痛，肿块与甲亢症状轻重的关系；甲状腺有无震颤或血管杂音等；②有无突眼征。

（2）全身：①高代谢综合征：基础代谢率增高、怕热、多汗、皮肤温暖而湿润；②神经系统症状：神经过敏、易激动、烦躁多虑、多言多动；注意力分散和双手平伸时手指细颤；③心血管系统症状：心律失常、脉压增大、心动过速且在休息和睡眠时心率仍然加快等；④消化系统症状：食欲亢进、消瘦和腹泻等；⑤其他：肌无力、肌萎缩，甚至甲亢性肌病等；女性患者月经减少、闭经不孕；男性患者阳痿、乳房发育和生育能力下降等。

4. 常规护理

（1）保持病室环境安静，避免嘈杂和强光刺激，室内通风良好，室温适宜。

（2）病情轻者可下床活动，以不感到疲劳为度。病情重、心力衰竭或合并严重感染者应严格卧床休息。

（3）对大量出汗的患者，应随时更换浸湿的衣服及床单，防止受凉。

（4）指导患者练习手术体位（平卧，垫软枕于肩下，头低，颈过伸）、深呼吸和有效咳嗽的方法。

5. 术前药物准备的护理

（1）单用碘剂：开始即用碘剂，2～3周后待甲亢症状得到基本控制（患者情绪稳定，睡眠良好，体重增加，脉率 < 90 次 / 分以下，基础代谢率 < +20%）后，便可进行手术。少数患者服碘剂 2 周后症状改善不明显，可加服硫脲类药物，待甲亢症状基本控制、停用硫脲类药物再继续单独服用碘剂 1～2 周后手术。在此期间，应严密观察用药的效果与不良反应。

碘剂的作用在于抑制蛋白水解酶，减少甲状腺球蛋白的分解，逐渐抑制甲状腺素的释放，有助于避免术后甲状腺危象的发生。但因碘剂只能抑制甲状腺素的释放，而不能抑制甲状腺素的合成，停服后会致储存于甲状腺滤泡内的甲状腺球蛋白大量分解，使原有甲亢症状再现，甚至加重。故碘剂不能单独治疗甲亢，仅用于手术前准备；凡不拟行手术治疗的甲亢患者均不宜服用碘剂。

常用的碘剂是复方碘化钾溶液，每日 3 次口服，第 1 日每次 3 滴，第 2 日每次 4 滴，依此逐日增至每次 15 滴，然后维持此剂量。由于碘剂可刺激口腔和胃黏膜，引起恶心、呕吐、食欲缺乏等不良反应，因此，护士可指导患者于饭后用冷开水稀释后服用，或在用餐时将碘剂滴在馒头或饼干上一同服用。

（2）抗甲状腺药物加碘剂：先用硫脲类药物，待甲亢症状基本控制后停药，再单独服用碘剂 1～2 周，再行手术。因硫脲类药物能使甲状腺肿大充血，手术时易发生出血，因此，服用硫脲类药物后必须加服碘剂，使腺体缩小变硬再手术。

（3）普萘洛尔：对于不能耐受碘剂或合并应用硫脲类药物，或对此两类药物无反应的患者，主张与碘剂合用或单用普萘洛尔做术前准备。每 6 小时服药 1 次，每次 20～60 mg，一般服用 4～7 天后脉率降至正常水平。由于普萘洛尔半衰期不到 8 小时，故最后一次服须在术前 1～2 小时，术后继续口服 4～7 天。术前不用阿托品，以免引起心动过速。

6. 突眼护理

对眼睑不能闭合者必须注意保护角膜和结膜，经常点眼药水，防止干燥、外伤及感染，外出戴墨镜或使用眼罩以避免强光、风沙及灰尘的刺激。

7. 术前常规准备

（1）协助完成相关术前检查：心电图、超声、出凝血试验、喉镜等，做好充分的术前准备，使患者基础代谢率降至正常范围后再手术。

（2）术晨更换清洁病员服。

（3）术晨建立静脉通道。

（4）皮肤准备：彻底清洗手术区域皮肤，范围为上起唇下，下至乳头水平线，两侧至斜方肌前缘。男患者剃去胡须，女患者耳后长发若影响手术可剪去。

（5）术晨与手术室人员进行患者、药物核对后，送入手术室。

（6）麻醉后置尿管。

（二）术后护理

1. 体位

麻醉清醒后，病情平稳者可取半卧位，以减少切口部位张力，有利于呼吸和切口渗出物的引流。在床上变换体位，起身活动、咳嗽时用手固定切口，保持头颈部于舒适位置，以减少因震动引起的头痛。

2. 饮食

麻醉清醒后，即可饮用少量温水和凉水，观察有无呛咳、误咽等现象。若无不适，逐渐给微温流质饮食，要注意热饮食可引起颈部血管扩张，加重切口渗血。术后 2～3 天可给半流质饮食，以后逐步过渡到普食。若患者出现呛咳，应暂停饮食。

3. 用药护理

术后继续服用碘剂，10 滴 / 次，每天 3 次，用 1 周左右或由 16 滴 / 次开始，每日 3 次，逐日每次减少 1 滴，至 3 滴 / 次停止。术前用普萘洛尔准备者，术后继续使用 4～7 天。

4. 病情观察

严密观察生命征直至平稳，注意切口渗血及引流管情况，观察有无声音嘶哑和音调降低，有无面部、唇部或手足部的针刺样麻木感或强直感等。若发现并发症先兆，及时通知医生，并协助处理。

5. 并发症的观察和护理

（1）呼吸困难和窒息：最危急的并发症。多发生在术后 48 小时内。表现为进行性呼吸困难、烦躁、发绀，甚至窒息。导致术后呼吸困难和窒息的主要原因有：①切口出血压迫气管；②喉头水肿；③气管塌陷；④黏痰堵塞；⑤双侧喉返神经损伤；

处理：首先辨明原因，做对因或对症处理。①切口出血：注意体位和引流，禁忌过热食物；气管切开包放床旁；剪开缝线清除血肿；②喉头水肿：给予吸氧、雾化及静脉注射肾上腺皮质激素治疗；③气管软化：可行气管悬吊术或气管切开术；④黏痰堵塞：立即吸痰；⑤双侧喉返神经损伤：立即行气管切开。

（2）喉返神经损伤：分暂时性损伤和永久性损伤。喉返神经单侧损伤患者出现声音嘶哑，喉返神经双侧损伤患者可出现失音、呼吸困难甚至窒息。

处理：术中注意保护，损伤及时处理；暂时性损伤理疗 3～6 个月可恢复，一侧损伤可经健侧代偿；双侧损伤需气管切开，以后可进行手术修补。

（3）喉上神经损伤：喉上神经内支（感觉支）损伤致咽部感觉迟钝，表现为误咽、呛咳；喉上神经外支（运动支）损伤致环甲肌瘫痪，声带松弛，表现为音调降低。处理方法：多不需处理，可于数日后恢复。发生呛咳者协助患者采取坐位进食半固体食物。

（4）甲状旁腺损伤：手术时甲状旁腺被误切、挫伤或血供障碍则引起低血钙，致神经肌肉兴奋性增高，出现手足抽搐。多于术后 1 ～ 3 天出现症状。轻者仅有面部、唇或手足针刺麻木感；重者出现面肌、手足疼痛性的持续性痉挛，次数多，时间长，甚至出现喉肌痉挛死亡。

处理：①监测血钙动态变化；②限制肉类、乳品和蛋类等含磷高的食品，以减少对钙吸收的影响；③补钙：症状轻者口服钙剂或二氢速固醇，以二氢速固醇的效果最好；重者可加服维生素 D_3，以促进钙在肠道的吸收，提高血钙含量；④抽搐发作时，立即静脉注射 10% 葡萄糖酸钙 10 ～ 20 mL。

（5）甲状腺危象：是甲亢的严重并发症，多发生于术后 12 ～ 36 小时，处理不及时可危及生命。可能与术前药物准备不充分、甲亢症状未控制好；手术创伤使甲状腺素过量释放诱发危象有关。表现为：T > 39℃、P > 120 次 / 分，大汗、烦躁、谵妄甚至昏迷，伴呕吐、水泻。如处理不及时或不当可迅速发展为昏迷、虚脱、休克甚至死亡，死亡率为 20% ～ 30%。

处理：①一般处理，包括给氧、建立静脉通路、降温；②使用碘剂，立即口服复方碘化钾溶液 3 ～ 5 mL，紧急时给 10% 碘化钠 5 ～ 10 mL 加入 10% 葡萄糖溶液 500 mL 中静脉滴注；③使用肾上腺皮质激素静脉滴注，如氢化可的松每日 200 ～ 400 mg，拮抗应激反应；④使用肾上腺素能受体阻滞剂，降低组织对肾上腺素的反应，可给利舍平和普萘洛尔；⑤使用镇静剂，常用苯巴比妥钠 100 mg 或冬眠合剂 II 号半量，每 6 ～ 8 小时肌内注射 1 次；⑥静脉滴注大量葡萄糖溶液，维持水、电解质平衡，并补充维生素 C、维生素 B 等；⑦心力衰竭者可加强心药，如洋地黄制剂。

三、甲状腺癌

甲状腺癌是最常见的甲状腺恶性肿瘤，约占全身恶性肿瘤的 1%。甲状腺癌在甲状腺疾病中的发生率为 5% ～ 10%，是近年来人类增长最快的实体肿瘤，每年增加 4% ～ 6%。甲状腺癌以女性发病较多，较多发生于青壮年。

（一）术前护理

1. 心理护理

（1）解释手术的必要性、手术方式、注意事项。

（2）鼓励患者表达自身感受。

（3）教会患者自我放松的方法。

（4）针对个体情况进行针对性心理护理。

（5）鼓励患者家属和朋友给予患者关心和支持。

（6）对精神过度紧张或失眠者，遵医嘱适当应用镇静剂或安眠药物，使其处于接受手术的最佳身心状态。

2. 营养进食

富含蛋白质和维生素尤其是维生素 B 和维生素 C 是清淡易消化食物，多吃蔬菜、水果，多饮水。

3. 病情观察观察并记录患者颈部体征。

（1）局部：①肿块与吞咽运动的关系；②肿块的大小、形状、质地和活动度；③肿块的生长速度；④颈部有无肿大淋巴结。

（2）全身：①压迫症状，如声音嘶哑、呼吸困难、吞咽困难、Homer 综合征等；②骨和肺转移征象；③腹泻、心悸、脸面潮红和血清钙降低等症状；④伴有其他内分泌腺体的增生。

4. 术前常规准备

（1）协助完成相关术前检查：心电图、B 超、出凝血试验、喉镜等。

（2）术晨更换清洁病员服。

（3）术晨备皮：范围为上起唇下，下至乳头水平线，两侧至斜方肌前缘。男患者剃去胡须，女患者耳后长发若影响手术可剪去。

（4）术晨建立静脉通道。

（5）术晨与手术室人员进行患者、药物核对后，送入手术室。

（6）麻醉后置尿管。

（二）术后护理

1. 体位指导

患者回病室后取平卧位。麻醉作用消失生命体征平稳后，改半卧位，床头抬高 20°～30°，以减轻局部张力，缓解伤口疼痛，有利于呼吸和切口渗出物的引流。头下置一 30～40 cm 小枕，避免头颈部过度后仰导致切口牵拉及血肿。

2. 保持呼吸道通畅

及时清理呼吸道分泌物，鼓励和协助患者深呼吸和有效咳嗽，及时排出痰液。

3. 保持颈部引流通畅

观察引流物的性质、颜色和量。观察并记录伤口有无渗血，必要时予以更换甲状腺癌术后引流管接负压吸引，应保持引流管通畅，观察引流液的量和性质，一般于术后48～72小时拔管。

4. 并发症的观察与护理

（1）呼吸困难和窒息：其是术后最危急的并发症，多发生在术后24～48小时。

引起呼吸道梗阻的主要原因有：①全麻气管插管导致喉头水肿、呼吸道大量分泌物不能及时排出或误吸；②切口内出血压迫气管；③痰液堵塞；④双侧喉返神经损伤；⑤气管塌陷由于气管壁长期受肿大的甲状腺压迫，发生软化，切除大部分甲状腺腺体后，软化的血管壁失去支撑所致。因此，护理中特别要注意术后监测：全麻未清醒前注意观察瞳孔、肢体活动、咳嗽及吞咽反射情况，经常呼唤患者以掌握其清醒时间。

（2）密切观察病情，特别注意肿胀后局部皮肤的颜色、判断是否出血观察压迫口唇、甲床后颜色恢复情况以判断有无缺氧现象，血氧饱和度监测应达到95%以上，必要时做动脉血气分析。根据呼吸道梗阻的原因和部位采取多种预防措施：①及时彻底吸痰，保持呼吸道通畅；②持续给氧 2～4 L/min，提高血氧饱和度；③生理盐水 100 mL 加 α-糜蛋白酶 5 mg 加地塞米松 5 mg 加庆大霉素 8 万 U 雾化吸入，1 次 /4 h，以稀释痰液，湿化气道，防止鼻腔、气管内痰液干结，阻塞呼吸道；④术后遵医嘱常规静脉滴注糖皮质激素类药物及止血药物 3 天，预防喉头水肿和伤口出血；⑤遇到患者术后颈部广泛肿胀，呼吸道分泌物增多时及时行气管切开术，确保呼吸道通畅。

（3）出血：出血常发生于术后 24 小时内，多因术中止血不彻底所致。需密切观察引流情况、呼吸情况、颈部及上胸部皮肤的颜色，判断有无皮下积血等。告知患者减少颈部活动，咳嗽时用手掌呈"V"字型手势保护颈部以防止渗血。

（4）喉返神经损伤：由于全麻手术，术中不能测试患者发音、吞咽情况，患者清醒后应作简短回答，正确评估患者的声音。进食时特别是进水时，观察有无误咽、呛咳发生，以及时发现喉返神经、喉上神经损伤的存在。

（5）甲状旁腺损伤：手术时甲状旁腺被误切，挫伤或血液供应受累，告知患者限制含磷高的食物，同时可口服钙剂。

（三）健康指导

功能锻炼为促进颈部功能恢复，术后患者在切口愈合后可逐渐进行颈部活动，直至出院后3个月。颈淋巴结清扫术者，因斜方肌不同程度受损，功能锻炼尤为重要；故在切口愈合后即应开始肩关节和颈部的功能锻炼，并随时保持患侧上肢高于健侧的体位，以防肩下垂。

（1）术后48小时内嘱患者避免过频活动或谈话，指导患者变换体位时保护颈部，弯曲、移动颈部时将手放于颈后支撑头部重量。

（2）术后3天（切口愈合后）指导患者缓慢进行颈部活动，防止切口粘连及瘢痕收缩。先指导患者慢慢练习点头、仰头，动作轻柔、小幅度左右旋转颈部。

（3）2周后可做颈部全关节活动，如过伸、转动颈部及左右屈颈。

（4）甲状腺全切除者应遵医嘱坚持服用甲状腺素制剂，以预防肿瘤复发；术后需行放射治疗者应遵医嘱按时治疗。

（5）随访。教会患者颈部自行体检的方法；患者出院后需定期随访，复诊颈部、肺部和甲状腺功能等。若发现结节、肿块或异常应及时就诊。

四、急性腹膜炎

急性腹膜炎（acute peritonitis）是常见的外科急腹症，其病理基础是腹膜壁层和（或）脏层因各种原因受到刺激或损害发生急性炎性反应，多由细菌感染，化学刺激或物理损伤所引起。大多数为继发性腹膜炎，源于腹腔的脏器感染，坏死穿孔、外伤等。其典型临床表现为腹膜炎三联征——腹部压痛、腹肌紧张和反跳痛，以及腹痛、恶心，呕吐，发烧，白细胞升高等，严重时可致血压下降和全身中毒性反应，如未能及时治疗可死于中毒性休克。部分患者可并发盆腔脓肿，肠间脓肿、和膈下脓肿，髂窝脓肿及粘连性肠梗阻等并发症。

（一）术前护理

1. 心理护理

做好解释工作，使其能解除忧虑，配合治疗。

2. 密切观察病情变化

定时测量体温、呼吸、脉搏、血压，观察尿量、腹部体征变化，有无脱水、休克的临床表现，对休克患者还应检测中心静脉压及血气分析数值。

3. 体位

在无休克情况下，患者宜取半卧位，使患者上身与床成30°～40°，膝下及足底部以软枕垫挡，防止下滑，以利于腹腔内渗出液、脓液等积聚在盆腔，使炎症局限。因盆腔腹膜吸收能力较上腹部差，可减少毒素的吸收，并可防止膈下脓肿。

4. 禁食

可减少胃肠道内容物继续流入腹腔，有利于控制感染的扩散。必须侍肠蠕动恢复后，方可开始进食。

5. 胃肠减压

是腹膜炎治疗中重要措施之一，可减轻胃肠道内积气、积液，减少胃肠道内容物继续漏出流入腹腔，有利于减轻腹胀，使炎症局限，改善肠壁血液循环和促进胃肠道蠕动功能的恢复。做好胃肠减压护理，向患者讲述置胃管的重要性。告知其不能随意拔出胃管及可能导致的后果，保持引流通畅，如管腔被阻塞可用少量无菌等渗盐水冲洗或挤压胃管，也可注入少量空气。

6. 输液

建立静脉输液通道，及时补入适量的晶体液和胶体液，纠正水、电解质及酸碱平衡失调。必要时需输血浆或全血，以维持血容量。因腹膜炎时，腹腔内有大量液体渗出，加之呕吐，患者不仅丧失水、电解质，也丧失大量血浆。因此，就应根据患者的临床表现和血生化测定、中心静脉压等监测，静脉补入晶、胶体溶液，防止休克的发生。

7. 抗生素的应用

一般在腹膜炎确定后使用抗生素。在继发性腹膜炎，尤其是急性阑尾炎穿孔、胃肠穿孔，多为混合性感染（需氧菌与厌氧菌混合感染），因此，需联合应用抗生素，根据病情发展和腹腔渗出液的药敏试验采用有效抗生素。

8. 疼痛的护理

对于诊断未确立或治疗方案尚未确定的患者，应严禁使用麻醉类止痛药，以免掩盖病情，延误诊断和及时治疗。

9. 腹腔穿刺

是根据穿刺抽出的液体，以明确急性腹膜炎的性质，了解腹腔内脏器有无破裂或属哪个脏器破裂等诊断之用。常规物品准备，患者取45°倾斜侧卧位，穿刺点一般在髂前上棘与脐部连线的腹直肌外缘处。穿刺针进入腹腔后，如有血液、胆汁或肠液抽出，证明有内脏损伤，应立即准备手术治疗。

10. 口腔和皮肤护理

常规做好口腔和皮肤护理。

（二）术后护理

（1）护士应详细了解手术经过、麻醉情况、腹腔内炎症情况及手术方式，重点了解各种引流管放置部位及引流状况。

（2）体位：全麻清醒前应去枕平卧，头偏向一侧，以免呕吐时误吸。全麻清醒后或硬膜外麻醉平卧6小时后，如血压、脉搏平稳，可改为半卧位，以利于腹腔引流，减轻腹胀。鼓励患者及早翻身，适当活动，预防肠粘连。

（3）继续禁食和胃肠减压：术后禁食2～3天，待肠功能恢复，肛门排气后方可拔除胃管，开始流质饮食。如无腹胀、腹痛、呕吐等不适，进食2～3天后可改为半流质饮食。对手术中行胃肠道切除吻合者，禁食时间酌情延长。做好胃肠减压的护理，向患者讲述置胃管的重要性。

（4）病情监测：注意观察体温、脉搏、呼吸、血压及尿量的改变。

（5）术后适当应用止痛剂：以减轻患者的不适，若切口疼痛明显应检查有无感染或其他情况，做好伤口的护理，预防伤口感染。

（6）维持水、电解质和酸碱平衡：腹膜炎患者术前因腹腔内大量液体丧失，常有水、电解质及酸碱平衡失调，术后应增加营养，静脉补充水、电解质、维生素和蛋白质，必要时需输入血浆或全血，以补充机体高代谢和修复的需要。

（7）抗生素的应用：术后应继续使用广谱抗生素，以减轻和防止腹腔感染。

（8）引流管的护理：术后保持引流通畅，注意固定，不要受压、扭曲，并仔细观察引流量及性状的变化。常用双套引流管，是选用两根粗细不等的乳胶管，细管插在粗管内。外套管内径 1～1.2 cm，内套管内径 0.6～0.7 cm，有时再加一细滴液管，外套管侧壁有许多小孔，使压力比较分散、均匀，不易被组织吸附，以利于引流通畅无阻。内套管接负压吸引，可由滴液管滴入抗生素持续冲洗吸引，效果更好。观察引流管的颜色、性质和数量，如色泽鲜红，说明有继发性出血，应及时处理。注意引流管压迫和牵拉脱出。准确记录引流管的进量和出量，以便提供补充液体和电解质的依据。出现引流液突然减少，患者感腹胀、伴发热，应及时检查管腔有无堵塞或管子滑脱。若有堵塞可选用生理盐水冲洗，如管腔已堵塞，可将管子拔出，消毒后重新放入。当引流液减少，色清，患者体温正常、血细胞计数正常可考虑拔除引流管。如内脏出血而置引流管者，术后48小时内渗血逐渐减少，则可拔管。引流袋应每日更换。

（9）并发症的观察和护理：注意急性化脓性腹膜炎术后并发腹腔、盆腔残余感染的发生，应密切观察患者的体温、白细胞计数、全身中毒症状及腹部局部体征的变化，观察有无大便次数增多、尿频或排尿困难，患者诉说下腹坠胀、里急后重等盆腔脓肿表现。出现异常情况，应及时通知医生积极处理。

（三）健康教育

（1）多食高蛋白、高热量、高维生素、易消化的饮食。

（2）注意体温及腹痛情况，保持大便通畅，防止便秘。

（3）出院后注意休息，适当活动，防止术后粘连。对发生突然腹痛加重者，应去医院就诊。

（4）注意饮食卫生，避免餐后剧烈运动。

五、腹外疝

腹外疝由腹腔内的脏器或组织连同腹膜壁层，经腹壁薄弱点或孔隙向体表突出所形成。常见的有腹股沟疝，股疝，脐疝，切口疝等。

腹外疝是腹部外科最常见的疾病之一，并以突出的解剖部位命名，其中以腹股沟疝发生率最高，占90%以上，股疝次之，占5%左右，较常见的腹外疝还有切口疝、脐疝和白线疝。此外，尚有腰疝等罕见疝。

（一）术前护理

（1）向患者介绍病区环境及床位医师、主管护士、护士长，消除陌生感，介绍病区规章制度，做好入院宣教工作。

（2）指导患者进半流质饮食，避免劳累。

（3）病情观察：如有咳嗽、便秘、排尿困难等应给予治疗；如有吸烟应劝其在术前戒烟，防止术后肺部并发症。

（4）完善各项术前检查，术前常规备皮、药物皮试、20：00 后禁食禁饮。

（二）术后护理

（1）术后取去枕平卧位，头偏向一侧，6 小时后，可枕枕头。非无张力修补术者，术后平卧位 3 日，不宜过早下床活动。

（2）密切观察病情和生命体征变化，如有异常，及时通知医师。

（3）观察伤口敷料有无渗血，予沙袋压迫伤口，托高阴囊。防止切口感染，注意防止大、小便污染切口。

（4）术后患者如有咳嗽、大便秘结、排尿困难，及时处理，防止腹内压过高。

（5）卧床期间提供细致的生活护理，满足患者生理需求。指导患者行床上功能锻炼，年老、体弱者下床活动时，防止发生体位性低血压。

（6）出院时应嘱患者三个月内避免重体力劳动，防止复发。

（三）健康教育

（1）多吃营养丰富的食物，多食粗纤维的蔬菜等食物保持大便通畅。忌刺激性食物特别是烟酒。

（2）手术前劝患者戒烟，注意休息防止着凉引起咳嗽，在咳嗽时指导患者做深呼吸双手按压伤口，必要时使用镇静剂。

（3）患者术后卧床时间长时，指导患者练习床上大小便。

（4）出院后仍需注意休息，可适当劳动，一般三个月内避免重体力劳动。

六、胃、十二指肠溃疡

胃、十二指肠溃疡主要指发生在胃和十二指肠的溃疡，即胃溃疡和十二指肠溃疡，为酸性胃液对黏膜的自身消化，为常见病，又可称为消化性溃疡。发病率在男性青壮年比较高，其中十二指肠溃疡与胃溃疡的发病的比例为 3：1～4：1，约 5% 胃溃疡患者可发生癌变，故需早期积极的治疗。

（一）非手术治疗的护理

1. 心理护理

（1）解释胃、十二指肠溃疡治疗的必要性、需要手术方式、注意事项。

（2）鼓励患者表达自身感受。

（3）教会患者自我放松的方法。

（4）针对个体情况进行针对性心理护理。

（5）鼓励患者家属和朋友给予患者关心和支持。

2. 营养支持

（1）根据情况给予高蛋白、高热量、高维生素、低脂、易消化、少渣食物。

（2）溃疡活动期、溃疡穿孔、幽门梗阻患者需要禁食禁饮,遵医嘱静脉补充热量及其他营养。

3. 胃肠道准备

（1）饮食：缓解期溃疡患者术前 3 天少渣饮食、术前禁食 12 小时，禁饮 4 小时；胃出血、胃穿孔或幽门梗阻者应入院后即禁食。

（2）胃管：择期手术患者根据医嘱于术晨安置胃管，快速康复流程的患者则不必常规安置胃管，根据医嘱术前禁食即可；若为急性胃穿孔、幽门梗阻或胃大出血患者，需入院后立即安置胃肠减压。

（3）洗胃：幽门梗阻患者术前 3 天以温盐水洗胃。

4. 病情观察及护理

（1）观察并记录患者腹部体征及大便情况。

（2）消瘦患者注意观察皮肤状况并加强护理。

（3）幽门梗阻患者注意对出入量和电解质的观察。

（4）出血患者注意观察生命体征、出血量、尿量和使用止血药物的效果。

（5）穿孔患者按急性腹膜炎进行护理。

5. 术前常规准备

（1）术前行抗生素皮试，术晨遵医嘱带入术中用药。

（2）协助完善相关术前检查：心电图、B 超、出凝血试验等。

（3）术晨更换清洁病员服。

（4）术晨备皮：范围为上至双乳连线平面，下至耻骨联合，两侧至腋中线。

（5）术晨建立静脉通道。

（6）术晨与手术室人员进行患者、药物核对后，送入手术室。

（7）麻醉后置尿管。

（二）术后护理

（1）病情观察：严密监测患者呼吸、血压、脉搏、尿量及切口渗液情况。

（2）根据患者胃肠功能恢复情况，从流质、半流质、软食逐渐过渡，制订每日进食计划以保证热量供给。观察患者进食后有无不良反应并做出相应处理。如患者进食后感上腹胀痛、心慌无力、呕吐等，考虑倾倒综合征。指导患者进食后平卧 10 ～ 20 分钟，调节饮食内容，进食勿过早，应少量多餐，避免进甜食及过热流食。

（3）鼓励患者术后早期活动：可预防肠粘连，避免骨突处组织受压过久而发生压疮，预防肺不张、坠积性肺炎。

（4）留置胃管期间观察引流液颜色、性质及量。根据情况，补充足够的水、电解质、能量等维持患者的营养需求。

（5）遵照医嘱应用抗生素，观察有无发热、腹痛等，发现情况报告医生及时处理。

（三）健康指导

胃、十二指肠溃疡是多发病、慢性病，易反复发作，因而要治愈胃、十二指肠溃疡，需要一个较为持久的过程。患者除了配合医护人员进行积极治疗外，还应做好自我保健。

1. 坚持长期服药

由于胃、十二指肠溃疡是个慢性病，且易复发，使其完全愈合必须坚持长期服药。

2. 避免精神紧张

胃溃疡是一种典型的心身疾病，心理因素对胃溃疡影响很大。保持轻松愉快的心境，是治愈胃、十二指肠溃疡的关键。

3. 讲究生活规律，注意气候变化

不可过分疲劳，劳累过度会妨碍溃疡的愈合。溃疡病发作与气候变化有一定的关系，因此溃疡患者必须注意气候变化，根据天气冷暖，及时添减衣服。

4. 饮食护理

不注意饮食卫生、偏食、挑食、饥饱失度或过量食冷饮冷食，或嗜好辣椒、浓茶、咖啡等刺激性食物，均可导致胃肠消化功能紊乱，不利于溃疡的愈合。注意饮食卫生，做到一日三餐定时定量，饥饱适中，是促进溃疡愈合的良好习惯。

5. 避免服用对胃、十二指肠黏膜有损害的药物

有些药物，如阿司匹林、地塞米松、泼尼松、吲哚美辛等，对胃、十二指肠黏膜有刺激作用，可加重胃、十二指肠溃疡的病情，应尽量避免使用。

七、胃、十二指肠溃疡急性穿孔

急性穿孔起病急、病情重、变化快，需要紧急处理，若诊治不当可危及生命。十二指肠溃疡穿孔男性患者较多，胃溃疡穿孔多见于老年女性。绝大多数十二指肠溃疡穿孔发生在球部前壁，胃溃疡穿孔 60% 发生在胃小弯。我国南方发病率高于北方，城市高于农村。可能与饮食、工作环境等因素有关。秋冬、冬春之交是高发季节。

（一）术前护理

1. 病情观察

严密观察患者的症状和腹部体征的变化，每 15 ～ 30 分钟测量生命体征一次，注意观察患者腹痛范围的变化。如保守治疗患者病情无好转甚至加重，要及时报告医生，做好急诊手术准备。

2. 维持水、电解质和酸碱平衡

建立静脉通路，按医嘱准确、匀速输入林格液、血浆等液体。

3. 禁食、持续胃肠减压

目的在于减少胃肠内容物继续外漏，有利于穿孔的闭合和腹膜炎的消退。

4. 疼痛护理

采取安慰患者、分散患者注意力、保持舒适体位等措施以缓解疼痛，如疼痛剧烈且诊断明确者，可适量使用镇静镇痛药物。

（二）术后护理

1. 病情观察

密切观察生命体征、腹部体征，胃管、腹腔引流管中引流液的颜色、量和性质。

2. 饮食

术后禁食，肛门排气后给予少量清流质，逐渐增加至流质，以后可改为少量半流质、半流质，逐渐过渡到软饭或普食。

3. 体位

术后患者血压平稳后给予半卧位，可减轻腹部切口张力，减轻疼痛，还有利于呼吸和循环。鼓励患者早期下床活动。

（三）健康指导

（1）讲解胃、十二指肠溃疡穿孔的诱因，说明暴饮暴食、进刺激性食物、情绪激动、过度疲劳等都是引起溃疡穿孔的诱因，日常生活中要避免这些不良刺激。保持心情舒畅，合理饮食。对吸烟、酗酒患者劝其戒酒、戒烟。

（2）指导治疗胃部不适常用药物的正确服用方法，避免服用对胃黏膜有损害的药物，如阿司匹林、皮质类固醇等。

（3）讲解手术后期时能出现的并发症的表现和防治方法。掌握各并发症的病因、临床表现及处理原则，加强病情观察，做到及时发现及时处理。

八、胃、十二指肠溃疡大出血

胃、十二指肠溃疡出血，是上消化道大出血中最常见的原因，约占 50% 以上。患者有呕血、柏油样黑便，引起红细胞、血红蛋白和血细胞比容明显下降，脉率加快，血压下降，出现休克前期症状或休克状态。治疗原则是补充血容量，防治失血性休克，尽快明确出血部位并采取有效止血措施。

（一）术前护理

1. 病情观察

严密观察患者的血压、脉搏、尿量、周围循环状况、中心静脉压等，准确记录出入水量，为医生补充血容量和诊断提供准确的依据。

2. 禁食，持续胃肠减压

保持胃肠减压持续负压吸引状态，及时吸引出胃内积血，了解出血情况，减轻胃肠道张力。

3. 呕血和便血的护理

（1）患者绝对卧床休息，取平卧位头偏一侧，防止误吸或窒息，必要时用负压吸引器清除口腔、气道内的分泌物和血液，保持呼吸道通畅。

（2）准确记录呕血和便血的发生时间、次数、量和性状，以评估出血量和速度。

（3）呕血和便血后要及时清除血迹、污物，以减少对患者的不良刺激。

（4）预防休克，建立静脉通路，根据患者失血量输入红细胞或新鲜全血等补充血容量。若患者失血性休克症状未改善或病情加重，要做好急诊手术准备。

（二）术后护理

1. 病情观察

严密监测患者呼吸、血压、脉搏、尿量及切口渗液情况。

2. 胃管及腹腔引流管的护理

妥善固定，密切观察引流液的颜色、性质及量，若有较多鲜血，提示有再出血的可能。

3. 饮食

拔除胃管当日可少量饮水或喝米汤；第 2 天进半量流质，第 3 天进全量流质饮食。如进食后无腹胀、腹痛不适，以后逐渐减少进餐次数并增加进食量，逐步恢复正常饮食。

4. 术后并发症的观察和处理

掌握各并发症的病因、临床表现及处理原则，加强病情观察，做到及时发现及时处理。

（三）健康指导

（1）向患者及家属讲解引起胃、十二指肠溃疡出血的病因和诱因、预防、治疗和护理知识，以减少再度出血的危险。

（2）注意饮食卫生和饮食规律，进食营养丰富、易消化的食物，避免过饥或暴饮暴食，避免粗糙、刺激性食物，合理饮食是避免诱发溃疡出血的重要环节。

（3）生活起居要有规律，劳逸结合，保持乐观精神。避免长期精神紧张，过度劳累。应戒酒、戒烟，在医生指导下用药，勿擅自用药。

（4）教会患者及家属早期识别出血征象及应急措施；出现头晕、心悸等不适，或呕血、便血时，立即卧床休息，保持安静，呕吐时取侧卧位以免误吸，立即送医院治疗。

（5）定期复查，出现胃部不适，及时就诊。

参考文献

[1] 盖鹏宙. 骨科疾病的现代诊断与治疗 [M]. 北京：中国科学技术出版社，2014.

[2] 马场久敏. 脊柱骨盆外伤手术 [M]. 郑州：河南科学技术出版社，2013.

[3] 刘金标，范凌，邓少林. 现代骨科诊疗思维与研究技术 [M]. 西安：西安交通大学出版社，2014.

[4] 张福华. 脊柱外科疾病治疗及微创应用 [M]. 长春：吉林科学技术出版社，2015.

[5] 丌明. 下肢动脉硬化闭塞证的诊断和治疗 [M]. 长春：吉林大学出版社，2013.

[6] 管珩. 颈部血管外科 [M]. 北京：人民卫生出版社，2015.

[7] 贝尔盖. 颈动脉与椎动脉的外科手术学 [M]. 天津：天津科技翻译出版公司，2015.

[8] 胡永立，檀增宪，赵杰. 周围血管病介入治疗学 [M]. 北京：科学技术文献出版社，2015.

[9] 丌立花. 心血管病超声诊断治疗与护理 [M]. 昆明：云南科学技术出版社，2015.

[10] 郭启仓. 心胸外科疾病治疗与术后并发症处理 [M]. 长春：吉林科学技术出版社，2009.

[11] 罗森布拉姆. 泌尿妇科经阴道手术 [M]. 北京：人民军医出版社，2014.

[12] 胡青林. 实用临床泌尿外科学 [M]. 哈尔滨：黑龙江科学技术出版社，2017.

[13] 符伟军. 膀胱癌患者诊疗指南 [M]. 北京：人民军医出版社，2014.

[14] 苏泽轩，邱剑光. 泌尿外科临床解剖学 [M]. 济南：山东科学技术出版社，2019.

[15] 潘玲，林芳，黎月英. 临床护理服务全过程满意度调查表的设计及应用 [J]. 齐鲁护理杂志，2017，11.

[16] 刘颖，袁长蓉. 乳腺癌护理研究选题的国内外现状分析 [J]. 护士进修杂志，2016，4.

[17] 郭宝玲. 乳腺癌术后放疗全程实施优质护理服务效果分析 [J]. 临床医学研究与实践，2016，15.

[18] 杨莉. 舒适护理对乳腺癌改良根治术患者围术期心理状况及疼痛的影响 [J]. 中国现代医生，2015，1.

[19] 宋霞. 舒适护理对乳腺癌病人生活质量的影响 [J]. 全科护理，2012，19.